Jörg Reichert und Mario Rüdiger

Psychologisch-sozialmedizinische Versorgung von Eltern Frühgeborener

NEONATOLOGIE
IM DETAIL

Herausgegeben von
Mario Rüdiger

Jörg Reichert und Mario Rüdiger

Psychologisch-sozialmedizinische Versorgung von Eltern Frühgeborener

1 Abbildung und 2 Tabellen

Ligatur

Anschrift der Verfasser:
Privatdozent Dr. phil. Jörg Reichert
Professor Dr. med. Mario Rüdiger
Universitäts-Klinikum Carl Gustav Carus
Klinik und Poliklinik für Kinder- und Jugendmedizin
Neonatologie und Pädiatrische Intensivmedizin
Fetscherstr. 74, 01307 Dresden

Umschlagbild: Autor
Lektorat: Harald Rass, Editorial Service GmbH, Schwalbach-Hülzweiler
Layout und Grafik: Dominique Loenicker, Cyclus · Visuelle Kommunikation, Stuttgart
Satz: Cyclus · Media Produktion, Stuttgart
Druck und Verarbeitung: Offizin Scheufele, Druck und Medien GmbH & Co. KG, Stuttgart

Bibliografische Information der Deutschen Nationalbibliothek: Die Deutsche Nationalbibliothek verzeichnet diese Publikation in der Deutschen Nationalbibliografie; detaillierte bibliografische Daten sind im Internet über http://dnb.d-nb.de abrufbar.

Verlag für Klinik und Praxis
Ramsbachstr. 82
70597 Stuttgart
www.ligaturverlag.de

Printed in Germany

ISBN 978-3-940407-43-6

Inhalt

Vorwort

In dem vorliegenden Buch – der dritten Publikation in der Reihe **Neonatologie im Detail** – werden, ausgehend von der Entwicklung der Eltern-Kind-Interaktion und den aus der Frühgeburt resultierenden Problemen, Möglichkeiten vorgestellt, welche in Zukunft die neonatologische Versorgung Frühgeborener mit dem Ziel ergänzen, das Langzeit-Outcome dieser Patientengruppe deutlich zu verbessern.

Es ist das Ziel der Reihe **Neonatologie im Detail**, valide Daten für die klinische Entscheidungsfindung bereitzustellen. Wir hoffen, dass **Neonatologie im Detail** damit einen Beitrag leistet, Prinzipien der »evidence based medicine« in das klinische Handeln zu implementieren und so das Eminenz-basierte Vorgehen abzulösen.

Das Projekt **Neonatologie im Detail** ist nur mit finanzieller Unterstützung industrieller Partner zu realisieren, denen Herausgeber und Verlag danken. Diese Partner haben jedoch keinen Einfluss auf Themenwahl oder inhaltliche Gestaltung. Die präsentierten Aussagen, Wertungen oder Schlussfolgerungen liegen ausschließlich in der Hand der jeweiligen Autoren.

Dresden, im Mai 2012
Mario Rüdiger

Einleitung

In den zurückliegenden Jahrzehnten ermöglichten sehr invasive intensivmedizinische Interventionen auch extrem unreifen Frühgeborenen das Überleben, bedingten aber teilweise eine starke Schädigung der unreifen Organe. Die Verbesserung der neonatologischen Versorgung ermöglicht heute auch ein Überleben mit deutlich weniger hochinvasiven Maßnahmen.

Damit besteht erstmals die Chance, einen Eindruck von der »physiologischen« extrauterinen fetalen Entwicklung zu erhalten, d. h. ohne Beeinträchtigung durch medizinische Maßnahmen bzw. schwere Organschäden. Die extrauterinen Bedingungen unterscheiden sich stark von den intrauterinen, was erhebliche Folgen für die Entwicklung des *extrauterinen Fetus* hat. Aufgabe der Neonatologie wird es in den nächsten Jahren sein, Umgebungsbedingungen für eine optimale extrauterine Entwicklung des Feten zu gestalten.

Von besonderer Bedeutung ist die neurokognitive Entwicklung. Unter der Voraussetzung, dass keine hirnorganischen Schäden aufgetreten sind, wird die neurokognitive Entwicklung weniger durch medizinische Interventionen als durch das psychosoziale Bedingungsgefüge beeinflusst. Voraussetzungen für eine Optimierung der neurokognitiven Entwicklung sind die Kenntnis der intrauterinen und postnatalen neurokognitiven Entwicklung sowie das Wissen um den Einfluss der Umgebungsbedingungen der Frühgeborenen auf diese Entwicklung.

Eine herausragende Bedeutung für die langzeitliche neurokognitive Entwicklung spielt die familiäre Interaktion zwischen Eltern und Kind.

Dresden, im Mai 2012

Jörg Reichert und Mario Rüdiger

1 Besonderheiten von Eltern zu früh geborener Kinder

Die Geburt eines Kindes stellt eine Zäsur im psychologischen Prozess der Elternwerdung dar. Zum Ende der Schwangerschaft wird eine auf die Situation nach der Geburt gerichtete Erwartungshaltung aufgebaut. An den vorgeburtlichen Prozess der Elternwerdung und die mit der Geburt verbundenen Erwartungen und Vorstellungen knüpfen die weiteren Etappen der Elternwerdung an. Bereits für Eltern mit einem am Termin geborenen gesunden Neugeborenen können die mit der Geburt verbundenen Herausforderungen an ihre Rolle als Eltern schon zu großen psychischen und emotionalen Herausforderungen führen. Für Eltern frühgeborener Kinder stellt sich die Situation noch komplizierter dar. Einerseits ist der vorgeburtliche Abschnitt der Elternwerdung plötzlich und vorzeitig unterbrochen: Die Eltern sind noch nicht vorbereitet auf ihre Rolle als Eltern. Andererseits werden die Eltern mit einer psychologisch-emotionalen Extremsituation konfrontiert: Das Kind bedarf einer intensivmedizinischen Betreuung.

1.1 Psychisch-emotionale Besonderheiten nach der Geburt

Bereits eine unauffällige Schwangerschaft und Geburt ist mit einem erhöhten Risiko für psychische Auffälligkeiten von Vater und Mutter assoziiert.

Depressive Symptomatik

Mütter von frühgeborenen Kindern weisen noch häufiger psychologische Probleme in der Neonatalperiode auf und haben deutliche Zeichen von Depressionen und ängstlichem Verhalten zum Zeitpunkt der Entlassung ihrer Kinder. So wurde bei bis zu 50 % der Eltern Frühgeborener eine depressive Symptomatik gefunden

[1]. Ungefähr ein Drittel aller Mütter von VLBW-Frühgeborenen (Very Low Birth Weight; Geburtsgewicht < 1500 g) wiesen klinisch relevante Zeichen einer Depression bzw. Angst auf; 10% sogar Symptome einer schweren Depression [2]. Da eine depressive Symptomatik mit weniger effektiven Coping-Strategien für Belastungssituationen einhergeht, können sich die resultierenden Probleme noch verschärfen [1].

Stress

Singer und Mitarbeiter untersuchten in einer prospektiven Studie Frühgeborene mit einem hohen bzw. niedrigen medizinischen Risiko bis zu einem Alter von 3 Jahren nach [2]. Während die Mütter beider Gruppen in der Neonatalperiode deutlich stärkere Zeichen psychologischen Stresses aufwiesen, unterschied sich der Stress im Alter von 8 und 12 Monaten nicht von den Müttern reifer Neugeborener. Interessanterweise wiesen die Mütter von Niedrig-Risiko-Frühgeborenen im Alter von 3 Jahren deutlich geringere Stresswerte auf als die Mütter von Termingeborenen [2]. Demnach kann ein erfolgreiches »Bestehen« kritischer Situationen dazu beitragen, dass spätere Problemsituationen besser bewältigt werden.

Auch mit Bezug auf den Erziehungsstress (parenting stress) zeigten Mütter Frühgeborener während des ersten Lebensjahres ihres Kindes keine Unterschiede im Vergleich zu Müttern Termingeborener [3]. Der Erziehungsstress wurde vielmehr durch eine mütterliche Depression, das kindliche Temperament und die Zufriedenheit in der Ehe determiniert [3]. Das Ausmaß des elterlichen Stresses hängt auch nicht von der Schwere der Erkrankung des Kindes ab [1]. Vielmehr bestimmen Erfahrung und psychologische Konstellation der Eltern das Ausmaß ihres Stresses: Jüngere Mütter sind gestresster als ältere; Mütter, die bereits ein Kind hatten, entwickelten effektivere Coping-Strategien [1].

Angst und Trauer

Mütter Frühgeborener zeigen deutlich häufiger Zeichen von Angst, wobei die mütterliche Ängstlichkeit nicht mit dem objektiven Gesundheitszustand ihres Kindes assoziiert ist [4].
Wurden Mütter von Frühgeborenen 9 Monate nach der Geburt untersucht, so hatten 68 % die mit der Frühgeburt verbundene Trauer überwunden, 32 % jedoch noch nicht [5].

Väterliche Besonderheiten

Während sich die Mehrzahl der Untersuchungen mit den Auswirkungen der zu frühen Geburt auf die Mutter beschäftigen, werden Auswirkungen auf die Väter oft vernachlässigt. Einige der mütterlichen Daten lassen sich auch auf Väter übertragen, allerdings finden sich auch Besonderheiten des väterlichen Umgangs mit der Situation der Frühgeburt. So unterscheiden sich die Coping-Strategien der Väter von den mütterlichen wie folgt: Während Mütter versuchen, soziale Netzwerke zur Unterstützung zu mobilisieren, und »Escape-Strategien« entwickeln, versuchen Väter, die Auswirkungen zu minimieren, und agieren eher instrumentell (»greater effort to minimize the severity of the problem and to take instrumental actions against the source of the stress«) [6]. Väter sind außerdem weniger stark beeinträchtigt durch die Notwendigkeit der stationären Betreuung des Kindes, zeigen weniger Stimmungsschwankungen und sind weniger negativ eingestellt bezüglich der Perspektive ihres Kindes [6].

1.2 Beeinträchtigung der frühen Bindung und Eltern-Kind-Interaktion

Die Vorbereitungen auf die postnatale Bindung an das Kind (*Attachment*) beginnen während der Schwangerschaft, wobei der Schwerpunkt im letzten Trimester liegt. Kommt das Kind zu früh auf die Welt, sind die Voraussetzungen für die postnatale Bindung noch nicht optimal. Zusätzlich beeinträchtigen die sich aus dem kritischen Gesundheitszustand ergebenden Besonderheiten die Eltern-Kind-Interaktion und damit die Ausprägung der kindlichen Bindung.

Intensivstation – eine psychologisch-emotionale Extremsituation
Verschiedene Studien zeigen, welche Konsequenzen sich für die Eltern aus der unmittelbaren postnatalen Aufnahme der Kinder auf eine Intensivstation ergeben. Dabei sprachen die Eltern immer die gleichen Themenbereiche an, egal ob es sich um extrem unreife Frühgeborene oder um kranke reife Neugeborene ohne lebensbedrohliche Erkrankung handelte [7]. Auch wenn die Eltern viele Jahre nach der Geburt befragt wurden, waren die Erinnerungen an diese schwierige Zeit emotional sehr präsent, was die besondere Bedeutung und Langzeitauswirkungen verdeutlicht.
Gleichzeitig führt die Notwendigkeit der (intensiv)medizinischen Versorgung dazu, dass die Eltern den Zustand ihres Kindes – unabhängig von den objektiven medizinischen Gegebenheiten – subjektiv immer als sehr kritisch und lebensbedrohlich einschätzen. Damit verbunden sind Gefühle der Angst und Ohnmacht.

Sofortige Eltern-Kind-Trennung nach der Geburt
Insbesondere während der ersten Lebensstunde richtet sich die Aufmerksamkeit der Neonatologen ganz auf das Frühgeborene, wobei eine relativ schnelle Verlegung des Kindes auf die Intensivstation im Interesse des Kindes angestrebt wird. Aus der Perspektive der Eltern bedeutet das sehr häufig, dass sie keine Chance haben, ihr Kind unmittelbar nach der Geburt zu sehen. Die ersten Lebensstunden stellen jedoch eine sensible Phase für die beginnende Mutter-Kind-Bindung dar, in welcher die Grundlagen für die spätere Bindungsentwicklung des Kindes gelegt werden. Dementsprechend wurde in vielen Studien bei reifen Neugeborenen die positive Wirkung eines unmittelbar postnatalen Mutter-Kind-Kontaktes gezeigt.

Die sofortige Trennung von Mutter und Kind verhindert diese frühzeitige Kontaktaufnahme, die negative Wirkung wurde für Frühgeborene nachgewiesen [8]. So wird bei Frühgeborenen das Bindungsverhalten im Alter von 18 Monaten durch zwei Faktoren beeinflusst: Die Wahrscheinlichkeit einer sicheren Bindung ist reduziert bei Erstgeborenen (67 % vs. 93 %; Odds Ratio [OR] 0,14; 95 %-Konfidenzintervall [95 %-CI] 0,03–0,78) und deutlich erhöht, wenn die Mütter die Möglichkeit hatten, das Kind während der ersten Lebensstunde zu sehen (76 % vs. 41 %; OR 4,5; 95 %-CI 1,4–14,4) [8]. Interessanterweise machte es keinen Unterschied, ob die Mutter das Kind nur gesehen oder auch Hautkontakt hatte.

Gefühl des »Ausgeschlossenseins«

Werden Mütter, deren Kind nach der Geburt auf einer Intensivstation betreut wurde, befragt, so beschreiben sie immer das Gefühl, weder auf die Wöchnerinnen- noch auf die Neugeborenenstation zu gehören [7]. Ohne ihr Kind bei sich zu haben, hatten sie wenige Gemeinsamkeiten mit den anderen Müttern auf der Wöchnerinnenstation. Das Personal auf der Neugeborenen(intensiv)-Station sieht sich – bedingt durch die fachliche Expertise – primär für das Wohl des Kindes zuständig. Die Bedürfnisse der Mutter sind hier eher nachgeordnet. Dieses »Ausgeschlossensein« geht für die Mutter mit einem Gefühl der Einsamkeit einher, welches die bereits bestehende Hilflosigkeit noch verstärkt.

Gefühl der mütterlichen Inkompetenz

Mütter berichten, dass ihnen das Neugeborene nach der Schwangerschaft das Gefühl gibt, eine »richtige Mutter« zu sein. Ist das Kind krank, hinterfragen die Mütter ihre mütterliche Kompetenz, ihre Selbstsicherheit nimmt ab und sie fühlen sich inkompetent. Die Versorgung und Betreuung des Kindes durch andere Personen sowie die Unmöglichkeit, ständig bei dem Kind zu sein, verstärken das Gefühl der Unfähigkeit, eine richtige Mutter zu sein.

Zusätzlich entwickeln die Mütter ein unbestimmtes Gefühl der Schuld, wobei der Schwangerschaftsverlauf hinterfragt und die Ursachen für die Situation des Kindes im eigenen Verhalten gesucht werden.
Die aus dieser Situation resultierende Unsicherheit wird häufig noch durch einen Erwartungsdruck der Umgebung verstärkt. Die Mütter wissen, wie wichtig der erste Kontakt zu ihrem Kind ist, und machen sich Sorgen, welche Probleme resultieren können.
Letztlich kann der kritische Gesundheitszustand des Kindes dazu führen, dass Mütter aus Angst vor einem möglichen Verlust des Kindes davor zurückschrecken, eine emotionale Bindung zu ihrem Kind aufzubauen [7].

1.3 Sonstige Besonderheiten, die sich aus der zu frühen Geburt ergeben

Die unmittelbar postnatale Situation Frühgeborener und ihrer Eltern unterscheidet sich in weiteren Bereichen von der Situation bei gesunden, am Termin geborenen Neugeborenen. Die Auswirkungen dieser Einflussfaktoren auf die psychisch-neurokognitive Entwicklung der Kinder sind teilweise noch unzureichend untersucht bzw. verstanden. Daher werden nur einzelne Aspekte kursorisch aufgezählt.

Bedarf an Informationen
Dem Selbstverständnis von Eltern inhärent ist eine Schutzfunktion für ihr Kind, welche u.a. die Entscheidungshoheit beinhaltet. Die Eltern erwarten, in die Entscheidungsfindung einbezogen zu werden [9]. Für eine adäquate Entscheidung fehlt ihnen jedoch häufig das medizinische Wissen. Gleichzeitig erhalten die Eltern – oft mit der paternalistischen Absicht, sie beschützen und nicht überfordern zu wollen – auch nicht immer alle Informationen über den aktuellen Zustand des Kindes. Erschwerend kommt hinzu, dass sich die Ansichten des medizinischen Perso-

nals bezüglich des Informationsbedarfs der Eltern deutlich von den wirklichen Wünschen der Eltern unterscheiden [10] und die vermittelten Informationen nicht unbedingt mit den realen Gegebenheiten übereinstimmen [11]. In der klinischen Praxis entscheidet daher häufig das medizinische Personal, ohne die Eltern explizit einzubeziehen.

In der Konsequenz sind die Eltern unzureichend informiert und wissen nicht, was mit ihrem Kind passiert [10]. Diese mangelnden Informationen können leicht zu einem gestörten Vertrauensverhältnis führen. Werden die Eltern hingegen als Partner behandelt, mit individuellen Ängsten und Bedürfnissen, und erhalten ein Mitspracherecht, wächst das Vertrauen in die Behandelnden [7].

Wem »gehört« das Baby?

Eltern haben nicht nur formaljuristisch, sondern auch emotional die Entscheidungshoheit über ihr Kind. Die Erkrankung des Neugeborenen bedingt, dass die Eltern Kompetenzen zumindest teilweise und mehr oder weniger freiwillig an das betreuende Personal abgeben müssen. Der resultierende Interessenkonflikt, einerseits eine optimale medizinische Versorgung des Kindes gewährleistet zu haben und andererseits selbständig über alle Maßnahmen zu entscheiden, ist für die meisten Eltern extrem belastend.

In dieser Situation einer eingeschränkten Entscheidungshoheit sind die Eltern besonders sensibilisiert, welche Entscheidungen sie wirklich abgeben müssen. Unbedachte Sätze vom medizinischen Personal wie »*Meinem* Kind geht es heute gut« oder »Ich werde *mein* Kind jetzt baden« stellen für die Eltern eine schwer zu bewältigende Situation dar. Wenngleich vom medizinischen Personal nicht beabsichtigt, fühlen sich die meisten Eltern dadurch entwertet und gedemütigt.

Eine frühzeitige Einbeziehung der Eltern in die Entscheidungsfindung und die Versorgung des Kindes ist daher unabdingbar. Das Kind »gehört« – auch wenn es stationär betreut wird – noch immer seinen Eltern. Daher ist für jede Entscheidung bzw. Pflegemaßnahme kritisch zu hinterfragen, ob sie unbedingt durch das medizinische Personal erfolgen muss.

Fehlende soziale Unterstützung

Die Bewältigung einer schwierigen Lebenssituation, wie sie die zu frühe Geburt mit den assoziierten Problemen darstellt, wird durch ein gutes soziales Netzwerk erleichtert. Dementsprechend bewerten Mütter Frühgeborener soziale Unterstützungsnetzwerke während der kritischen Phase der Intensivtherapie als wichtig [9]. Erst wenn die persönliche Unterstützung gewährleistet ist, können die Mütter ihre ungeteilte Aufmerksamkeit den kindlichen Bedürfnissen widmen.

2 Bindung vor der Entbindung – psychologische Aspekte der Schwangerschaft

2.1 Vorbemerkungen

Entbindung bezeichnet im deutschen Sprachgebrauch als wohl jüngstes Synonym das Ereignis der Geburt eines Kindes und bezieht sich – seit etwa dem 14. Jahrhundert – auf den Geburtsvorgang und konkret auf das Losbinden von der Nabelschnur [12]. Damit beginnt zwar im juristischen Sinn die selbstständige Existenz des menschlichen Individuums, doch das Neugeborene ist wenigstens für die erste Lebenszeit auf »Totalversorgung« angewiesen. Diesen Begriff prägte der Zoologe und Naturphilosoph Adolf Portmann 1941 mit Blick auf die Sonderstellung des Menschen als eine »physiologische Frühgeburt« [13]. Kennzeichnend für die menschliche Spezies sei demnach, dass viele frühe Entwicklungsprozesse eingebettet in eine soziokulturelle Umgebung als Grundlage für kulturelle und geistige Entwicklung stattfinden müssten und vorgeburtlich lediglich die offenen Sinnesorgane und das Bewegungssystem funktionsfähig angelegt wären. Als das daraus folgende und wohl essentielle Bindeglied zwischen dem Neugeborenen und seiner fürsorgenden Bezugsperson hat sich über die physische Abhängigkeit hinaus die emotionale Bindung herausgestellt [14].

Der Kinderarzt und Psychoanalytiker John Bowlby ging in seiner Bindungstheorie von der Existenz eines Mutter und Kind verbindenden Systems komplementären, evolutionsbiologisch begründeten Verhaltens aus: Dem kindlichen Bindungssystem steht das mütterliche Fürsorgesystem gegenüber. Ersteres ist daraufhin angelegt, dass das Kind sein Bedürfnis nach Nähe zu einer und Sicherheit durch eine Bezugsperson – die Mutter – äußern, bei Bedrohung sein Bindungssystem (z. B. durch Quengeln, Weinen oder Lächeln) aktivieren und nach Bedürfnisbefriedigung emotional-psychische Sicherheit erlangen kann. Letzteres umfasst fürsorgliche Verhaltensweisen der Mutter, die geeignet sind, die Bindungsbedürfnisse des Kindes zu befriedigen, indem sie es beispielsweise aufnimmt, mit ihm spricht oder es zur Beruhigung im Arm wiegt [15,16].

Bindung im eigentlichen Begriffsverständnis stellt demnach eine Leistung des Kindes dar, die sich allerdings in der Dynamik ihrer Entwicklung nur aus der Reziprozität des kindlichen Bindungssystems und des mütterlichen (elterlichen) Fürsorgesystems erklären lässt. Die Qualität dieser Bindung, deren Bedeutung spätestens seit der bekannten Kauai-Längsschnittstudie unumstritten sein dürfte [17], kann mit relativer Zuverlässigkeit frühestens am Ende des ersten Lebensjahres genauer bestimmt werden [18].

Es stellt sich nun folgende Frage: Bringen Mutter und Neugeborenes – bei einer Frühgeburt und damit möglicherweise zu einem durch beiderseitige Unreife gekennzeichneten Zeitpunkt – Verhaltensdispositionen mit, die dem Kind nach der Entbindung den Bindungsaufbau erleichtern oder erschweren?

2.2 Pränatale Bindung

Der Begriff der Bindung wird häufig umgangssprachlich verwendet und soll die meist emotional getragene Beziehung zwischen Mutter und Kind bezeichnen, die ohne Zweifel bereits vorgeburtlich besteht und über die die Schwangere berichten kann. Die Literatur hierzu – thematisch unter Bindung oder Beziehung subsumiert – findet sich in zwei größeren Übersichtsarbeiten zusammengefasst [19,20].

Zentrale Konstrukte, die diese Beziehung beschreiben und zu ihrer Erfassung herangezogen werden, sind z. B. die gedankliche Auseinandersetzung der Schwangeren mit dem Fetus, ihre ersten kindbezogenen Aktivitäten in Form von Zwiegesprächen mit dem ungeborenen Kind oder Berührungen des Bauches, um seine Reaktion hierauf erspüren zu können, die affektive Fokussierung auf das Kind oder die Qualität der schwangerschaftsbezogenen

Lebensgestaltung [21]. In der Regel kommen zur Erfassung dieser Beziehungsqualität und zur Messung der Beziehungsintensität Selbstbeobachtungsinventare für die Schwangere zum Einsatz [22,23].

Und dennoch muss begrifflich zunächst klargestellt werden, dass sich das Konstrukt der Bindung in seiner ursprünglichen konzeptionellen Verankerung auf die Bindungsfähigkeit des Kindes bezieht, die es ihm in der Folge zunächst sicher physiologisch verursachter Unlustbekundungen ermöglicht, sein Bindungssystem zu aktivieren und damit das fürsorgliche Verhalten maßgeblicher Bezugspersonen zu initiieren [14]. In diesem Sinn beschreibt das Bindungsverhalten in der Bindungstheorie von Bowlby genau eine Hälfte dessen, was gemeinhin als Mutter-Kind-Bindung bezeichnet wird, nämlich die Leistung des Kindes [24]. Für Bowlby sind Mutter und Säugling Akteure in einem sich selbst regulierenden System, wobei die »Bindung« lediglich als ein Teil des komplexen Systems der Beziehung verstanden werden kann [25]. Das Kind bedient durch die Aktivierung seines Bindungssystems und die Verarbeitung hierauf folgender fürsorglicher Reaktionen der Bezugsperson sein »inner working model«, ein kognitives Modell, welches die frühzeitige Eltern-Kind-Interaktion abbildet sowie die Selbstwahrnehmung und Beziehungsfähigkeit des Kindes auf Dauer beeinflusst. Das Kind erlebt sich – im positiven Fall – als liebenswert und wertvoll, um Fürsorge zu erhalten [26]. Dies mag wie ursprünglich psychodynamisch als die Entstehung eines urtümlichen Vertrauens, aber auch verhaltenstheoretisch als zunehmendes Kontingenzerleben erklärt werden. Kinder können ihr kognitives Modell von sich in ihrer Umwelt dann umso präziser ausbilden, wenn sie die Mutter oder maßgebliche Bezugspersonen durch eigenes Verhalten annähernd stabil kontrollieren können, wenn kindliches und mütterliches Verhalten eindeutig aufeinander – zeitlich und situativ – bezogen sind oder wenn die Eltern das Verhalten des Kindes konsequent steuern [27,28].

Mitunter sind Eltern überrascht, wie schnell es dem reifgeborenen Kind innerhalb weniger Stunden bis Tage nach der Geburt gelungen ist, sie verlässlich zu kontrollieren: Sie lernen meist später als das Neugeborene, dessen unterschiedliche, Aufmerksamkeit suchende Bekundungen zu differenzieren und darauf dann auch unterschiedlich zu reagieren. Hierin scheint das reifgeborene dem frühgeborenen Kind allerdings deutlich überlegen zu sein.

Für das Kontingenzerleben des Kindes maßgeblich dürfte sein, dass es Umweltreize wahrnehmen und in ihrer Abfolge registrieren kann, um Kausalverknüpfungen bilden zu können. Erst im dritten Schwangerschaftstrimester reift im Fetus ein »Oscillator system« heran, » ... such as biological clock and cardiac pacemaker, ... and set the stage for coordinated interactions beginning at birth« [29]. Damit verfügt das Kind am Ende der Schwangerschaft über die Möglichkeit, Ereignisse zeitlich kodieren zu können. Auch die Wahrnehmung dieser diskreten Ereignisse ist eine Leistung, die der Fetus als Reifezeichen erst innerhalb der 28. bis 32. Schwangerschaftswoche zeigt, indem er auf Veränderungen des intrauterinen Milieus deutlich motorisch oder mit Änderungen der Herzfrequenz reagiert [30–32]. Bemerkenswert hierbei sind Reaktionen des Fetus, die im Ausmaß etwa der Intensität seiner akustischen oder vibratorischen Stimulation über extrauterin angebotene Reize entsprechen [33]. Das Kind muss die Abbildung diskreter Ereignisse entlang eines Zeitstrahls wahrnehmen können, um aus der zeitlichen Abfolge die erforderliche Information zu extrahieren, dass dem eigenen Agieren zuverlässig Reaktionen folgen.

Bindungsfähigkeit bleibt demnach in ihrem ursprünglichen bindungstheoretischen Verständnis eine Leistung des Kindes, für die es intrauterin Kompetenzen – zuverlässiger verfügbar, je länger die Schwangerschaft ausgetragen werden kann – erwirbt, auf die es postnatal zurückgreifen muss. Seine relative Autonomie nach der Entbindung von der Mutter stellt dabei eine grundlegende Bedingung für die sich anschließende Entwicklung von Koregulation, Interaktion und letztlich Bindung dar.

2.3 Präpartale Fürsorge

Dem auf das Kind bezogenen Begriff der Bindung ist der auf die Mutter respektive die Eltern bezogene Begriff der Fürsorge gegenübergestellt. In einem wie auch beim Kind vorhandenen inneren Arbeitsmodell ist ein Verhaltenssystem mit der Erfahrung abgelegt, dass einzelne Verhaltensweisen mehr oder minder geeignet sind, kindliche Bindungsbedürfnisse zu befriedigen. Wenn auch die tatsächliche Fürsorge dem Kind gegenüber erst nach der Geburt dargeboten werden kann, sind einige Hinweise auf die Entwicklung fürsorglichen Verhaltens unter Rückgriff auf eigene, biographisch gewonnene Fürsorgeerfahrungen bereits während der Schwangerschaft deutlich zu erkennen [34].
Eine wesentliche Rolle bei der Vorbereitung auf die Fürsorge für das Neugeborene spielt für die Eltern beispielsweise die Antizipation seiner körperlichen Gestalt oder seiner seelischen Merkmale; Kindesbewegungen werden mal als »typisch der Vater« oder eben auch als »typisch die Mutter« – eher in Abhängigkeit von den eigenen Wunschvorstellungen und vieler weiterer Einflussgrößen denn in Orientierung an den tatsächlichen Bewegungsmustern – interpretiert [35]. Eine besondere Bedeutung hat dieses Bild insbesondere im letzten Trimester der Schwangerschaft in Bezug auf die Bewältigung der dann zunehmenden körperlichen Einschränkungen der Frau und der psychischen Vorbereitung auf die Geburt sowie das Geburtserleben [36,37].
Zur Konturierung dieses Bildes war die Kindesmutter – historisch betrachtet – lange Zeit allein auf die leibliche Erfahrung des ungeborenen Kindes angewiesen. Der medizintechnische Fortschritt hat jedoch den Einblick in der zweiten Hälfte des vergangenen Jahrhunderts beträchtlich erweitert [32]. Mit Einführung der Ultraschalluntersuchungen erhielten werdende Eltern einen Einblick in intrauterine Veränderungen und damit auch einen Eindruck vom Aussehen des Feten. Dessen imaginiertes Bild bekam eine konkrete Gestalt und bei den werdenden Eltern und insbe-

sondere der Schwangeren ließen sich Einflüsse auf das Erleben der Zugehörigkeit des Kindes zu ihr und die Qualität der mentalen Repräsentation nachweisen [38,39].
Ebenso konnten Belege dafür gefunden werden, nach denen durch die Qualität der mentalen Repräsentation des Kindes schwangerschaftsbezogene Ängste und Stress deutlich reduziert werden [40]. Präpartale Angst und präpartaler Stress der Schwangeren gelten hierbei – zumindest bei termingeborenen Kindern – als zuverlässige Prädiktoren der Vulnerabilität des Neugeborenen für organische Erkrankungen (Allgemeinerkrankungen, insbesondere aber Lungen- und Hauterkrankungen) sowie für eine eingeschränkte neuronale Funktionsfähigkeit [41,42]. Sie haben darüber hinaus, neben depressiven Stimmungen, einen hohen prädiktiven Wert für die Einstellung der Schwangeren zur Schwangerschaft, die Konstruktion ihres Selbstbildes und für die spätere Bindungsqualität, hier im Sinne der Aktivierung des mütterlichen Fürsorgesystems [43]. Kinder von Müttern, die ein konkretes und ausgeglichenes Bild von ihrem Kind während der Schwangerschaft – induziert auch durch das Ergebnis der Ultraschalluntersuchung – hatten, zeigten sich im Vergleich zu Kindern, deren Mütter ein verzerrtes Bild oder gar eine ablehnende Einstellung aufwiesen, mit einem Jahr wesentlich häufiger sicher gebunden [44].
Das Fürsorgesystem der Mutter steht unmittelbar in Abhängigkeit von ihrer Sensitivität bzw. Feinfühligkeit [18]. Diese erweist sich grundsätzlich als weitgehend unabhängig vom Geburtsstatus des Kindes oder dem sozialökonomischen Status der Mutter [45]. In verschiedenen Studien konnte darüber hinaus gezeigt werden, dass neben der Sensitivität beispielsweise auch die Einstellung zur Schwangerschaft, die erhaltene soziale Unterstützung oder auch die Koregulation oder Synchronisierung des – imaginierten oder realen – Verhaltens der Schwangeren und des Feten bedeutenden Einfluss auf die Mutter-Kind-Bindung nehmen können [46]. Dennoch bleibt festzuhalten, dass sich die Sensitivität der Mutter gegenüber kindlichen Entwicklungssignalen als

höchst störbar erweist, und zwar umso mehr dann, wenn sie auf diese sehr frühzeitig nach einer unphysiologisch kurzen Schwangerschaft angewiesen ist und ihr Fürsorgesystem unter den Bedingungen einer intensivmedizinischen Behandlung des Kindes aktivieren muss [47].

2.4 Präpartale Mutter-Kind-Interaktion

Bislang sind wenige verlässliche Befunde über die präpartale Mutter-Kind-Interaktion und die vermittelnden Prozesse vorhanden; am ehesten kommen neuroendokrin gestützte »Kommunikationswege« und die intrauterinen hormonellen Bedingungen zur Erklärung von Verhaltensabstimmungen zwischen der Schwangeren und dem Fetus in Frage [32]. Psychologisch betrachtet dürfte es für beide Beteiligte wesentlich sein, aufeinander beziehbare Erfahrungen zu machen, die in den jeweiligen internen Arbeitsmodellen abgelegt werden können.

Bekannt ist, dass mütterliche dispositionelle Faktoren wie Angst, Depression oder Stressempfänglichkeit mit dem Niveau der fetalen motorischen Aktivitäten und der Variabilität der fetalen Herzfrequenz insbesondere in der zweiten Schwangerschaftshälfte korrespondieren [48,49]. Diese fetalen Merkmale können in der Wahrnehmung der Schwangeren jedoch kaum ins Gewicht fallen, da sie zeitlich und situativ wenig variat sind und daher fetales Reagieren auf aktuelle Zustandsänderungen der Schwangeren nicht anzeigen.

Aussagekräftiger für die Erfahrung von Mutter-Kind-Interaktionen sind daher Befindlichkeitsänderungen der Schwangeren, wie sie bei akutem Stress auftreten und fetale Reaktionen hierauf hervorrufen können. Solche wurden beispielsweise nach einer plötzlichen Steigerung des Sympathikotonus überprüft, die bei der Schwangeren mit Hilfe des Stroop-Interferenz-Tests induziert wurde, einem Verfahren, das zu mentalen Verarbeitungskonflikten führt [50–52]. Wesentliches Ergebnis war die Beobachtung, dass der Fetus – abhängig von mütterlichen dispositionellen Faktoren – unmittelbar mit einer Erhöhung der Herzfrequenz und einer Unterdrückung motorischer Aktivitäten antwortet, und zwar zuverlässig ab der 36. Schwangerschaftswoche. Wurden die Schwangeren hingegen durch entsprechende Beruhigungsübungen in einen körperlich und emotional weitgehend entspannten Zustand versetzt, waren gegenläufige oder aber auch ausbleibende fetale Reaktionen zu registrieren [53]. Die Reaktionen des Feten auf Befindlichkeitsänderungen der Schwangeren und damit verbundene Änderungen des intrauterinen Milieus scheinen ein verlässliches Zeichen seiner Funktionsreife zu sein und sind etwa ab der 28. bis 32. Schwangerschaftswoche entwicklungsrelevant [54]. In dieses Zeitfenster fallen wichtige Übergangsphasen zur Elternschaft, die mit einer intensiven kognitiven und emotionalen Verarbeitung der Schwangerschaft einhergehen und in denen sich als psychologisch bedeutsam erweist, dass die Schwangere Kindesbewegungen registriert und internal, also auf ihre Einflussnahme zurückgehend, attributiert [55].

Zwischen Fetus und Schwangerer besteht allerdings ein bidirektionaler Austausch. Damit ist nicht die vordergründige Tatsache gemeint, dass die werdende Mutter – wie auch der Vater – die intrauterinen Bewegungen des Feten ab einem bestimmten Reifestatus bemerken kann. Bereits seit langem sind Auswirkungen fetaler Aktivitäten auf den metabolischen Haushalt der Schwangeren bekannt [32]. Wesentlich bedeutsamer sind Erkenntnisse, dass fetale Bewegungen den Hautleitwiderstand der Schwangeren als Ausdruck eines gesteigerten Sympathikotonus beeinflussen, und zwar unabhängig davon, ob sie in ihrer Wahrnehmung in diesem Moment auf mögliche Kindesbewegungen fokussiert ist oder nicht. Diese körperliche Reaktion der werdenden Mutter folgt den fetalen Aktivitäten im Abstand von ca. 2–3 Sekunden. Ihr Ausmaß und ihre zeitliche Charakteristik stellen ein über die Schwangerschaft stabiles und jedes einzelne Mutter-Kind-System speziell kennzeichnendes Merkmal – möglicherweise als Grundlage späterer Mutter-Kind-Koregulation – dar [56].

Daraus könnte entnommen werden, dass sowohl die Mutter als auch das Kind unmittelbar nach der Geburt über höchst individuelle, im Laufe der Schwangerschaft präformierte Verhaltensbereitschaften zur Synchronisierung ihres Verhaltens und damit zur Koregulation verfügen, die korrespondierend mit der Schwangerschaftsdauer an Verhaltensrelevanz gewinnen. Das Besondere der sympathikotonen Reaktion der Schwangeren liegt möglicherweise darin, dass dadurch mütterliche Aufmerksamkeitszuwendungen zunächst dem Feten, später dem Kind gegenüber intensiviert werden können [32]. Die mütterliche Fürsorge kann sich damit nach der Geburt schnell und genau den kindlichen Bindungsbedürfnissen anpassen.

2.5 Übergang zur Elternschaft und psychische Geburtsvorbereitung

2.5.1 Entwicklungskrise, Transition, Veränderungsphasen

Schwangerschaft und Geburt eines Kindes werden als eine wichtige Entwicklungsaufgabe im frühen Erwachsenenalter bezeichnet; der Übergang zur Elternschaft bedeutet für die Betreffenden oft eine vollständige Neuorientierung in nahezu allen Lebensbereichen [57]. Die psychosozialen Aspekte beim Übergang zur Elternschaft werden in der aktuellen Literatur unter den Begriffen »Entwicklungskrise« (normativ oder nichtnormativ in Abhängigkeit von den kontextuellen Merkmalen der Schwangerschaft) und »Transition« (Veränderungsphasen auf individueller und familiärer Ebene bei normativen und nichtnormativen Ereignissen) erörtert [58,59]. Gemeint sind hierbei Übergangsprozesse, deren Ablauf durch Phasen oder Stufen beschrieben werden kann, die aufeinander folgen, sich aber auch überlappen können.

2.5.2 Phasenmodell des Übergangs zur Elternschaft

Eines der bedeutendsten psychologischen Modelle des Übergangs zur Elternschaft wurde Ende der 1980er Jahre durch die Psychologin Gabriele Gloger-Tippelt konzipiert. Sie formulierte ein entwicklungspsychologisches Phasenmodell dieses Übergangs, orientiert am zeitlichen Ablauf, und macht es insofern auch für die Erklärung des Erlebens einer Frühgeburt interessant [36,55,60,61]. Acht idealtypische Verarbeitungsphasen werden beschrieben (Tabelle 1), von denen vier unmittelbar auf das Erleben der Schwangerschaft bezogen sind [61]. Den hierbei zu beobachtenden mentalen Repräsentationen des Kindes wird eine besondere Bedeutung beigemessen [37].

Tabelle 1 Phasen des Übergangs zur Elternschaft

Phase	Zeit
Verunsicherung	bis ca. 12. SSW*
Anpassung	12. – 20. SSW
Konkretisierung	20. – 32. SSW
Antizipation	32. – 40. SSW
Geburt	Ende 40. SSW
Überwältigung/Erschöpfung	bis ca. 2. Monat
Herausforderung/Umstellung	2. – 6. Monat
Gewöhnungsphase	6. – 12. Monat

* Schwangerschaftswoche

Verunsicherung

Die Auseinandersetzung mit der Schwangerschaft beginnt, wenn erste Erwartungen oder Befürchtungen über die Möglichkeit einer Schwangerschaft auftreten oder diese bereits positiv diagnostiziert wurde. Je nach Erwartung oder Erwünschtheit des Kindes

– durch das Paar oder auch die werdende Mutter allein – variiert das Ausmaß kognitiver und emotionaler Verunsicherung. Frühe körperliche Begleiterscheinungen können Schwindelgefühle, Müdigkeit, Brustspannen, Geruchs- und Geschmacksempfindlichkeiten, Übelkeit, Erbrechen usw. sein. Hormonell bedingte Veränderungen des vegetativen Nervensystems führen in unterschiedlicher Ausprägung zu Schlafstörungen, Antriebsminderungen und Veränderungen der Stimmungslage. Psychisch dominieren affektive und emotionale Labilisierungen sowie Ängste, die als Verunsicherung und Infragestellen des Selbstbildes interpretiert und häufig im Kontext des Fortbestehens der Partnerschaft und der anstehenden Rollenveränderungen gesehen werden. Wesentlich scheint zu sein, dass sich die Verunsicherung auf die bisherigen, wertbesetzten Lebensentwürfe bezieht, weil Schwangerschaft und Elternschaft zu einer völligen Veränderung des eigenen oder des Wertesystems des Paares führen können. *Das Bild des Kindes existiert im Kopf* als ein mehr oder minder stark ausgeprägter Kinderwunsch und ein abstraktes Wissen über die Entwicklung des Embryos bzw. Feten.

Anpassung

Der Phase der Verunsicherung schließt sich eine Phase der ersten kognitiven und emotionalen Anpassung an. Die langsam einkehrende Vertrautheit mit der neuen körperlichen, psychischen und sozialen Situation geht bei vielen Frauen einher mit einem Zugewinn an Selbstsicherheit und dem Gefühl der Kontrolle über sich und die Schwangerschaft, wobei sich hier Alterseffekte zeigen können, nach denen ältere Erstgebärende gegenüber jüngeren über weniger Ängste und Depressionen, sondern mehr Zuversicht und Konfliktfähigkeit berichten [62]. Es kann eine Internalisierung der Kontrollüberzeug, also des Gefühls, die Schwangerschaft als einen Teil des selbst gestalteten und beherrschbaren neuen Lebensentwurfs begreifen und mit persönlichem Sinn erfüllen zu können, beobachtet werden. Ein Kohärenzerleben stellt sich ein, das nicht unwesentlich durch soziale Rückmeldungen nach Mitteilung der

Schwangerschaft an das soziale Umfeld beeinflusst wird. Kognitiv beginnen sich Vorstellungen vom Kind zu formen und mit modernen bildgebenden Verfahren der Pränataldiagnostik nehmen diese Vorstellungen konkrete Züge an. *Das Bild vom Kind wird als kindlicher Körper auf dem Bildschirm gesehen.* Die technisch vermittelte Visualisierung seiner Gestalt steigert bei der Schwangeren und dem werdenden Vater die Hoffnung auf die Gesundheit des Kindes und einen natürlichen Schwangerschaftsverlauf.

Konkretisierung

In dieser Phase wird die kognitive und emotionale Verarbeitung der Schwangerschaft vertieft und das Registrieren der Kindesbewegungen ruft Gefühle der Freude und Erfüllung hervor. Die zunächst eher als rein biologisch wahrgenommene Verantwortung für das Kind wird ergänzt durch eine zunehmende Integration der antizipierten Mutterrolle in das Selbstbild der Schwangeren. Das Paar konkretisiert die Erwartungen bezüglich der Elternschaft durch zukunftsgerichtete Planungen und Entscheidungen. Anerkennung der Schwangerschaft und Übergang zur Elternschaft werden zu zentralen Momenten des sozialen Feedbacks und die angehenden Eltern werden auf diese Weise in ihrem Kompetenzgefühl bestärkt. Innerhalb dieser Phase erfolgt auch die allmähliche Bewusstwerdung vom Kind als einem selbständigen Wesen (zunächst durch die Mutter). *Das Bild vom Kind ist das Kind im Bauch.* Das Kind wird durch die werdenden Eltern gleichsam dank seiner zunehmenden Mobilität als ein eigenständiges Wesen erlebt und ihm werden erste psychische Merkmale wie Willen und Temperament, sogar Charakter und Wesen zugeschrieben. Das Bild des Kindes beginnt vor allem auch deswegen eine konkrete Gestalt anzunehmen, um wachsenden psychischen und physischen Belastungen im Verlaufe der weiteren Schwangerschaft ein »lohnenswertes Ziel« gegenüberstellen zu können.

Antizipation

Wichtiges Kennzeichen dieser Phase ist die Veränderung der Zeitperspektive von der Rückschau auf die durchlebte Schwangerschaft zur Vorschau auf die noch bis zum errechneten Geburtstermin verbleibende Zeit. Der zurückliegenden und meist gelungenen kognitiven und emotionalen Adaptation an die Schwangerschaft folgen jetzt neue Ängste und Verunsicherungen in Bezug auf die bevorstehende Geburt, die zugleich als positives wie auch als negatives Erlebnis erwartet wird. Es sind zwar die innere Bereitschaft zur Geburt und die Vorfreude auf das Zusammenleben mit dem Kind da, es stellen sich aber auch Ängste hinsichtlich des Geburtsverlaufs und diesbezüglich antizipierter Schmerzen ein. Die Schwangere erlebt die körperlichen Veränderungen als zunehmend belastend oder einschränkend und Reizbarkeit, Depressivität, Gefühle von Hilflosigkeit und Schutzbedürftigkeit sowie allgemeiner Rückzug auf sich selbst nehmen zu. *Das Bild vom Kind auf dem Arm* stellt eine unmittelbar auf die Entbindung vorbereitende psychische Leistung dar. Die Schwangere erprobt gedanklich Pflege- und Versorgungssituationen, in denen sie ihr Baby nährt, schützt, beruhigt oder anregt; es werden unterschiedliche Mutter-Kind-Interaktionen imaginiert und das Äußere des Kindes nimmt eine immer detailreichere Gestalt an, was der Schwangeren erlaubt, auf alle verfügbaren Bewältigungsressourcen angesichts steigender körperlicher und psychischer Belastungen zurückzugreifen.

Geburt

In den zurückliegenden Jahren konzentrierte sich die Geburtshilfe auf die Prävention von Geburtskomplikationen, die Überwachung des Geburtsverlaufes sowie insbesondere auf die Verbesserung des psychischen Erlebens der Geburt. Die psychosozialen Bedingungen sollen weitgehend unabhängig vom Geburtsmodus so gestaltet werden, dass sofort tragfähige Mutter- bzw. Vater-Kind-Beziehungen initiiert werden und das Paar die Geburt positiv erleben kann. Kognitiv nimmt die Frau in der Geburtsphase körperliche Prozesse wahr, die auf emotionaler Ebene durch starkes Schmerzempfinden, Hilflosigkeit, Verlust an Selbstkontrolle oder existentielle Angst gekennzeichnet sind. Die Qualität des Geburtserlebens wird durch den Grad der Bewusstheit der Frau und des Schmerzerlebens sowie die Beteiligung des Partners und das Vorbereitungsniveau des Paares bestimmt. Die erste Begegnung mit dem Kind folgt einer typischen Abfolge: Das Kind wird vorsichtig mit den Fingerspitzen berührt, die Eltern blicken in seine Augen, lächeln es an und sprechen mit ihm. Bei der ersten Begegnung werden aber auch Gefühle der Fremdheit, Distanziertheit und Unvertrautheit gegenüber dem Baby geäußert. Die Annahme des Kindes und der Aufbau der Bindung erfordern komplexe kognitive und emotionale Umstellungen, die sehr unterschiedlich erlebt werden können. Umstritten ist die Frage, ob Körperkontakt zwischen Mutter und Kind unmittelbar nach der Geburt die Beziehungsaufnahme im Sinne eines »Bonding« forciert [63,64]. Neuere Forschungsergebnisse machen deutlich, dass bereits das Ansehen des Kindes durch die Kindesmutter eine erste und wesentliche Form der Beziehungsaufnahme ist [8].

Überwältigung/Erschöpfung
Diese Phase ist gekennzeichnet durch eine physische Erschöpfung der Mutter mit einer drastischen Veränderung des Hormonhaushalts sowie der Einstellung auf einen vom Kind diktierten Tagesablauf. Der erstmalige Beginn der Elternschaft wird für die Partner als ein absoluter Bruch mit dem vorher etablierten Alltagsleben angesehen. Die Anwesenheit des Kindes und die Einstellung auf seine Bedürfnisse schaffen für die Eltern eine neue Situation, die als physisch und psychisch überwältigend bezeichnet wird. In der Literatur findet sich hier der Begriff »baby blues«, eine kurze Anpassungsstörung mit emotionalen und affektiven Irritationen. Wie das Paar die neue Situation der Elternschaft verarbeitet, hängt vom allgemeinen Gesundheitszustand der Frau, der Zufriedenheit mit der Partnerschaft, von der sozialen Unterstützung durch Partner und Familienangehörige sowie der Geschlechterrollenaufteilung und Arbeitsteilung ab. Erkenntnisse nach reproduktionsmedizinisch begleiteter Schwangerschaft zeigen, dass eine vorab idealisierte Elternschaft die erforderliche Anpassung und die Entwicklung der Elternrolle beeinträchtigen kann [65].

Herausforderung/Umstellung

Eine zunehmende Gewöhnung an die neue Elternrolle tritt ein, gekennzeichnet mitunter durch eine asymmetrische Verteilung der Familienarbeit. Die partnerschaftliche Zufriedenheit sinkt insbesondere bei Frauen wegen der meist bei ihnen zu beobachtenden größeren häuslichen Belastungen. Die fortschreitende motorische, kognitive und sozial-emotionale Entwicklung des Kindes wird als Belohnung für aufgewandte Versorgungs- und Erziehungsarbeit interpretiert und das Kind beginnt, erste bindungsbezogene Verhaltensmuster zu zeigen: Unterscheiden von bekannten und unbekannten Personen, Anlächeln vertrauter Personen oder Unlustbekundungen bei Trennung. Schreiben die Eltern ihrem Kind ein schwieriges Temperament (Schreien, geringe Responsivität für die elterliche Fürsorge, unregelmäßige Rhythmen im Tagesablauf) zu, dann verstärken sich Unzufriedenheit und Unsicherheit der Eltern und rückwirkend auch die dem Kind anfangs nur zugeschriebenen Temperamentsmerkmale [66]. Ein responsives Kind dagegen belohnt und verstärkt elterliche Zuwendung und erzeugt hierdurch hohe Zufriedenheit der Eltern. Prädiktoren für eine gelingende Anpassung der Frau an die Mutterrolle zwei Monate nach der Geburt sind ein hohes Wohlgefühl, eine niedrige eigene und Angst des Partners, eine gute Anpassung in der Schwangerschaft sowie eine als befriedigend erlebte Partnerbeziehung.

Gewöhnungsphase

Ungefähr in der zweiten Hälfte des ersten Lebensjahres des Kindes können neue, kind- und partnerschaftsbezogene Emotionen und Kognitionen der Eltern beobachtet werden. Die bis dahin anhaltende emotionale Neuorientierung, verbunden mit hoher psychischer Anspannung, weicht relativer Entspannung und erworbener Sicherheit im Umgang mit dem Kind und der Elternschaft. Gegenüber dem Kind stellt sich in dieser Zeit eine erste Routine und Regelmäßigkeit bei der Ausübung der Elternschaft ein. Mütter eher denn Väter nach langer Zeit unerfüllten Kinderwunsches berichten eine hohe Zufriedenheit mit ihrer Elternrolle [67]. Nach Gloger-Tippelt könnten zwar noch weitere Phasen unterschieden werden, die Autorin betont aber, dass gerade diese Anfangsphasen der Elternschaft besonders bedeutsam sind, da sie gravierende Veränderungen herbeiführen und sehr bewusst erlebt werden. In diesem Sinne kann das erste Jahr mit dem Kind als besonders bedeutsam angesehen werden. Ob es tatsächlich die weitere Entwicklung der kindlichen Persönlichkeit wesentlich vorherbestimmt, mag eine Streitfrage zwischen unterschiedlichen entwicklungspsychologischen Theorien bleiben, unstrittig dürfte sein, dass vitale Grundlegungen der Person stattfinden [61].

2.6 Zu frühe Geburt

Die Frühgeburt eines Kindes hinterlässt Neugeborenes und Mutter in der Regel in einer medizinisch-intensivpflichtigen Situation. Das bedeutet, dass eine Mutter-Kind-Begegnung oft nicht sofort möglich ist und der erste Mutter-Kind-Kontakt meist erst einige Stunden nach der Geburt und dann auch nur unter der Bedingung einer neonatologischen Intensivtherapiestation mit entsprechenden Auswirkungen auf das initiale Bonding erfolgen kann [8,47].

Für die überwiegende Mehrzahl der Schwangeren sind die zu frühe Geburt ihres Kindes und die damit einhergehende abrupte Beendigung der Schwangerschaft vollkommen unvorhersehbar. Diese Tatsache und die genannten Geburtsumstände erhöhen das Risiko für postpartal sich entwickelnde psychopathologische Störungen der Mutter mit den damit oftmals einhergehenden Auswirkungen auf ihre Responsivität dem Kind gegenüber sowie die künftige Bindungsentwicklung [68–70].

Das frühgeborene Kind befindet sich oft in einem lebenskritischen Zustand und ist auf intensivmedizinische Versorgung angewiesen. Seine Entwicklungssignale sind unter der medizinischen

Behandlung und vor dem Hintergrund seiner Unreife oft nur schwer zu erkennen bzw. zu interpretieren [71,72]. Der möglichst rasche Aufbau tragfähiger Eltern- bzw. Mutter-Kind-Bindungen erscheint in einem hohen Maße erschwert bzw. zeitweise sogar unmöglich.

Es dürfte somit durchaus gerechtfertigt sein, bei der Frühgeburt eines Kindes auch von einer psychosozial-intensivpflichtigen Situation auszugehen, die sich von der medizinischen sicher durch eine andere zeitliche Erstreckung unterscheidet, kaum aber in ihrer Bedeutung.

Die Mutter wird nach der Entbindung mit einem Kind konfrontiert, dessen Geburt sie mitunter nicht bewusst miterleben konnte und das ihr fremd und nicht zu ihr gehörig erscheint [37,73]. Es dominieren in der Wahrnehmung des Kindes Konzepte wie »Enttäuschung«, »Sorge« oder »Verlust« [74].

Das gegen Ende der Schwangerschaft durch die Schwangere wie auch das Elternpaar entworfene Vorstellungsbild steht oft in großem Kontrast zum tatsächlichen Aussehen des dann geborenen Kindes und ruft Berührungsängste hervor. Gerade die idealisierte Vorstellung vom Kind ist eine der wesentlichen Voraussetzungen, um das kindbezogene Fürsorgeverhalten in der Imagination präpartal erproben und postnatal sofort verfügbar haben zu können [55,61]. Und dieses Vorstellungsbild ist zunächst eben nicht deckungsgleich mit dem Realbild des frühgeborenen Kindes.

In Bezug auf das mütterliche Fürsorgesystem unterbricht die zu frühe Geburt den natürlichen körperlichen Kontakt zwischen Mutter und Kind demnach zu einem Zeitpunkt, der die ansonsten ohnehin »physiologische Frühgeburt« des Menschen noch weiter vorverlegt [13]. Mutter wie auch Kind sind auf die vorzeitige Entbindung in keiner Weise vorbereitet, weder in Bezug auf den konkreten Geburtstermin noch in Bezug auf die Reife, welche die postnatal erforderlichen Bindungssysteme aufweisen müssen, um sofort erfolgreich in Gang kommen zu können. Die Synchronisierung der Verhaltenssysteme erscheint initial erschwert und die

mitunter in unterschiedlicher Qualität vorhandene Responsivität der Mutter findet in den wenigen Entwicklungssignalen des frühgeborenen Kindes kaum verlässliche Stimulusqualitäten vor.
In der Regel führt die unvorbereitete und zu frühe Geburt des Kindes bei der Mutter sogar zu einer ausgeprägten (partiellen bis totalen) und mitunter nachhaltigen (Stunden bis Tage anhaltenden) Hemmung des Fürsorgesystems [75]. Es muss angenommen werden, dass das mütterliche Fürsorgesystem seine volle Funktionsfähigkeit erst zum Ende der ausgetragenen Schwangerschaft erreicht. Eine vorzeitig beendete Schwangerschaft hinterlässt die Mutter meist mit einem unvollständigen »inner working model« über ihre Bedeutung für das Kind und ihre fürsorgenden Verhaltensbereitschaften. Meist waren die Kindesbewegungen kaum oder nur über eine kurze Zeit der Schwangerschaft erlebbar und boten daher nur vollkommen unzureichend die Möglichkeit, dass die Schwangere eine kognitive Repräsentation über sich und den Fetus als aufeinander bezogene Subjekte eines auf Interaktion hin angelegten Systems ausbilden konnte. Die sich dann einstellenden psychischen Reaktionen der Mutter auf die Frühgeburt, wie Stress, Angst und depressive Symptome, verhindern zusätzlich die Aktivierung ihres Fürsorgesystems [40,41,43,44].
Die Aktivierung des mütterlichen Fürsorgesystems wird darüber hinaus auch durch die Qualität des kindlichen Bindungssystems gehemmt [71]. Es konnte gezeigt werden, dass lediglich 33 % der Kinder mit einem Geburtsgewicht unter 1 500 g und 21 % mit einem Geburtsgewicht unter 2 500 g zuverlässig interpretierbare Entwicklungssignale aussenden im Vergleich zu einem Anteil von 69 % reifgeborener Kinder [76]. Eine wesentliche Ursache hierfür dürfte in ihrer psychophysiologischen Unreife liegen [77]. Erst um die 28. bis 32. Schwangerschaftswoche scheint der Fetus bindungsrelevante Erfahrungen fetal-maternaler Interaktion in sein »inner working model« integrieren zu können [32,54]. Insofern sind seine pränatal gewonnenen Erfahrungen in Bezug auf seine »Steuerungsfunktion« für die fürsorglichen Reaktionen seiner Bezugspersonen nur rudimentär angelegt.

Damit begegnen sich nach der Entbindung zwei Individuen wieder, deren – im Verständnis der klassischen Bindungstheorie – evolutionsbiologisch begründetes Bindungsverhalten zwar grundsätzlich auf Komplementarität hin angelegt ist, die die erforderliche Feinabstimmung von Fürsorge- und Bindungssystem aber nur auf sehr elementarer Ebene während der Zeit der Schwangerschaft vollziehen konnten. Für die Ingangsetzung und Unterstützung beider bindungsrelevanter Systeme bestehen bei einem mitunter mehrwöchigen Klinikaufenthalt stark erschwerte Bedingungen, die es erfordern, Eltern und Kind gezielt zu begleiten. Im Kapitel »Psychologisch-sozialmedizinische Versorgung während des stationären Aufenthalts« sollen Inhalte eines solchen Versorgungsangebots näher vorgestellt werden.

3 Langzeitkonsequenzen, die sich aus der zu frühen Geburt ergeben

Mit der verbesserten Chance, auch als extrem unreifes Frühgeborenes zu überleben, steht die *Qualität* des Überlebens immer mehr im Mittelpunkt. Verschiedene Untersuchungen zeigen, dass Frühgeborene deutlich mehr Probleme im kognitiven und sozioemotionalen Bereich haben und – auch ohne das Vorliegen neurosensorischer und motorischer Schäden – mehr Verhaltens- und Lernauffälligkeiten aufweisen als termingeborene Kinder [78,79]. Im Gegensatz zu den unmittelbaren Auswirkungen anatomisch-biologischer Einflussfaktoren scheinen familiäre Faktoren (sozioökonomische, Eltern-Kind-Interaktion etc.) einen viel stärkeren Einfluss auf die langfristige Entwicklung der Kinder zu haben [80,81].

3.1 Probleme, die sich aus den psychisch-emotionalen Besonderheiten ergeben

Depressive Symptomatik

Bereits bei gesunden Neugeborenen hat eine mütterliche Depression negative Auswirkungen auf die kognitive und emotionale Entwicklung der Kinder. Für Frühgeborene wurde gezeigt, dass der mütterliche psychologische Status mit dem emotionalen und mentalen Wohlbefinden ehemaliger Frühgeborener im Schulalter korreliert. Gleichzeitig beeinflusst die Schwere der mütterlichen Depression die neurologische Entwicklung des Kindes [2].

Angst

Mütterliche Angst während der Schwangerschaft ist bei Termingeborenen mit mehr respiratorischen Problemen, Allgemein- und Hauterkrankungen sowie vermehrter antibiotischer Therapie während des ersten Lebensjahres assoziiert [41]. Pathogenetisch

wurde ein Einfluss der erhöhten Stresshormone auf die Organentwicklung diskutiert. Unterstützt wird diese Annahme durch Befunde, dass Säuglinge im Alter von 10 Monaten häufiger eine auffällige neurologische Entwicklung zeigen, wenn die Mutter ängstliche Charaktereigenschaften aufweist, jedoch nicht, wenn der Vater ängstlicher ist [42].
In einer Untersuchung an VLBW-Frühgeborenen zeigte sich, dass mütterliche Ängstlichkeit während des stationären Aufenthaltes ihres Kindes nicht nur mit einer weniger sensitiven und responsiven Interaktion während der Neonatalperiode und im Alter von 9 Monaten, sondern auch mit einem gestörten interaktiven Verhalten im Alter von 24 Monaten assoziiert war [4]. Die Interaktion zwischen den Kindern und ihren ängstlichen Müttern war deutlich weniger sensitiv und weniger gut strukturiert, die Kinder involvierten ihre Mutter weniger häufig in ihr Spiel [4].

Trauer
Persistierende Trauergefühle können die Fähigkeit der Eltern beeinflussen, sensitiv und kontingent auf ihr Kind zu reagieren. In der Folge findet sich eine unsichere Eltern-Kind-Bindung. So zeigten Kinder von Müttern, die 9 Monate nach der Geburt ihre Trauer um die Frühgeburt noch nicht überwunden hatten, im Alter von 16 Monaten ein deutlich erhöhtes Risiko einer unsicheren Bindung (RR 1,59; 95 %-CI 1,03–2,44) [5].

3.2 Probleme, die sich aus der Störung der Eltern-Kind-Interaktion ergeben

Der Aufbau der Eltern-Kind-Interaktion ist ein komplexer Prozess, der sowohl durch kindliche als auch elterliche Besonderheiten beeinflusst wird. Diese gegenseitige Abhängigkeit macht eine Unterscheidung von Ursache und Wirkung und damit auch die Entwicklung therapeutischer bzw. prophylaktischer Interventionen schwierig.

Reifung des autonomen Nervensystems

Die adäquate Entwicklung der Interaktion zwischen Eltern und Kind hat entsprechende kindliche, aber auch elterliche Voraussetzungen. Frühgeborene weisen, bedingt durch die neuronale Unreife, eine reduzierte soziale Reaktionsfreudigkeit auf. Das autonome Nervensystem des Frühgeborenen scheint sich langsamer zu entwickeln, so dass selbst am Termin der vagale Tonus vieler Frühgeborener noch unter dem Reifgeborener liegt [82]. Die Reifung des autonomen Nervensystems stellt jedoch eine wichtige Voraussetzung für das soziale Verhalten dar, insbesondere für die Fähigkeit, auf sich verändernde soziale Signale zu reagieren. So findet sich bei Frühgeborenen mit höherem vagalen Tonus ein stärkeres mütterliches Verhalten in der postnatalen Phase [82].

Elterliches Sozialverhalten und Kontaktaufnahme

Das postnatale mütterliche Verhalten (»Mütterlichkeit«) ist ein guter Prädiktor für die spätere Verbundenheit des Kindes mit Mutter und Vater [82]. Dieses mütterliche Verhalten ist nach einer zu frühen Geburt des Kindes deutlich geringer ausgeprägt als nach einer Termingeburt, was sich insbesondere in einer reduzierten Zahl von Kontaktaufnahmen mit dem Kind in Form von Ansehen, Vokalisierungen, Lächeln und zärtlichen Berührungen manifestiert [82].

Die Aufmerksamkeitsspanne Frühgeborener ist deutlich geringer als die Termingeborener. Während reife Kinder in 17 % der Untersuchungszeit aufmerksam waren, betrug diese Zeit für Frühgeborene nur 10 % [82]. Gleichzeitig können Mütter Frühgeborener ihre Kontaktaufnahme mit dem Kind weniger gut mit dessen kürzeren Aufmerksamkeitsspannen koordinieren. Mütter Reifgeborener nutzen ca. 65 % der Zeit der kindlichen Aufmerksamkeit für Interaktionen, Mütter Frühgeborener hingegen nur 33 % [82]. Erschwerend wirkt sich zudem aus, dass einerseits die Versuche einer sozialen Kontaktaufnahme bei Frühgeborenen weniger stark ausgeprägt sind als bei Termingeborenen und andererseits Eltern Frühgeborener schlechter in der Lage sind, die sozialen Signale ihres Kindes zu lesen bzw. zu interpretieren. Dementsprechend ist es für die Eltern Frühgeborener eine große Herausforderung, das Verhalten ihrer Kinder richtig zu interpretieren. Zusätzlich komplizierend wirkt sich die Notwendigkeit einer intensivmedizinischen Betreuung aus. Die Vielzahl der sich um das Kind kümmernden Personen bedeutet aus Sicht des Kindes einen stark wechselnden sozialen Kontakt. Die für den Aufbau einer stabilen Eltern-Kind-Interaktion notwendige Kohärenz der sozialen Interaktionen fehlt. Aus Sicht der Eltern heißt das, dass sie erst zu einem sehr späten Zeitpunkt der primäre »Sozialpartner« für ihr Kind werden.

Zunahme eines kontrollierenden Interaktionsstils

Die Fähigkeit der Eltern, sich auf die spezifische Situation ihres zu früh geborenen Kindes einzulassen, und die daraus resultierende Qualität der Eltern-Kind-Interaktion haben einen großen Einfluss auf die spätere Entwicklung des Kindes [80]. Dabei korrespondieren mütterliche und kindliche Interaktion in einer vorhersehbaren Weise: Sensitive Mütter haben meist kooperative Kinder (kooperative Interaktion), während kontrollierende oder teilnahmslose – »unresponsive« – Mütter häufig schwierige oder passive Kinder haben (kontrollierende Interaktion).
Untersuchungen zeigen, dass Mütter frühgeborener Kinder seltener sensitiv und häufiger kontrollierend sind, vor allem dann, wenn sie während der perinatalen Zeit besonders hohem Stress ausgesetzt waren [83]. Während sich im Alter von 6 Monaten in einer Kontrollgruppe Reifgeborener überwiegend eine kooperative (68 %) und seltener (12 %) eine kontrollierende Interaktion fand, wiesen Frühgeborene und ihre Mütter in jeweils 28 % eine kooperative bzw. kontrollierende Interaktion auf [84].
Im Alter von 18 Monaten zeigten Frühgeborene mit einer kontrollierenden Interaktion deutlich mehr Verhaltensauffälligkeiten sowie geringere soziale bzw. kommunikative Fähigkeiten als Termingeborene (bzw. als Frühgeborene mit kooperativer Interaktion). Im Gegensatz dazu unterschieden sich Frühgeborene mit

kooperativer Interaktion in der neuromotorischen Entwicklung nicht von den Termingeborenen [84].

3.3 Sonstige Probleme, die sich aus der Frühgeburt ergeben

Elterliche Wahrnehmung der kindlichen Vulnerabilität
Bereits 1964 haben Green und Solnit in Zusammenhang mit dem »Vulnerable Child Syndrom« beschrieben, dass Eltern nach einer schweren Erkrankung ihres Kindes dieses auch nach der Heilung als besonders gefährdet betrachten [85]. Dieses Syndrom wurde später von Thomasgard und Metz neu definiert als eine gesteigerte elterliche Wahrnehmung der kindlichen Vulnerabilität gegenüber Krankheit, welche real besteht oder nur befürchtet wird [86].
Auch Eltern Frühgeborener halten ihr Kind – unabhängig vom realen Gesundheitszustand – für besonders vulnerabel [87]. So werden 64 % der Frühgeborenen zum Zeitpunkt der Einschulung von ihren Eltern als besonders gefährdet eingeschätzt. Interessanterweise werden erstgeborene Frühgeborene weniger häufig als vulnerabel angesehen als später geborene. Allen und Mitarbeiter konnten zeigen, dass die mütterliche Wahrnehmung der Vulnerabilität ihres Kindes deutlich mit einem schlechteren entwicklungsneurologischen Outcome im Alter von einem Jahr korreliert ist [88].
Ausgehend von ihrer Angst, werden Eltern eine eher schützende Umgebung für ihr Kind bevorzugen, so dass in der Folge die für eine Entwicklung notwendigen Herausforderungen minimiert sind.
Kinder, die von ihren Eltern als besonders vulnerabel betrachtet werden, haben eine höhere Wahrscheinlichkeit sowohl für somatische als auch für Verhaltensauffälligkeiten. Gleichzeitig finden sich in dieser Gruppe deutlich höhere Gesundheitskosten und vermehrte Arztbesuche.

Da sich die Auswirkungen von elterlicher Angst und verzögerter Entwicklung im weiteren Verlauf verselbständigen, ist ein frühzeitiges Erkennen die Voraussetzung für entsprechende präventive Maßnahmen. Bereits zum Zeitpunkt der stationären Entlassung ist u. a. die mütterliche Angst ein deutlicher Prädiktor für die später gesteigerte Wahrnehmung der Vulnerabilität des Kindes [88].

4 Rahmenbedingungen für die Betreuung von Eltern frühgeborener Kinder

Aus den zuvor geschilderten Problemen, die sich aus einer zu frühen Geburt für die neurokognitive Entwicklung ergeben, resultieren Ansätze, diese zu verhindern. Im Folgenden werden verschiedene Bedingungen skizziert, die einen geeigneten Rahmen für eine Optimierung der Betreuung von Eltern frühgeborener Kinder darstellen können. Während in der Vergangenheit einige Aspekte bereits in der klinischen Routine Beachtung fanden, besteht die große Herausforderung für die Zukunft darin, ein Gesamtkonzept zu entwerfen, welches die unterschiedlichen Ansätze sinnvoll integriert.

4.1 Ausgleich von psychisch-emotionalen Besonderheiten

Die mit der zu frühen Geburt verbundenen psychisch-emotionalen Belastungen haben gravierende Auswirkungen auf die Entwicklung des Kindes. Neben der Prävention dieser Belastungen ist eine gezielte Therapie erforderlich, die jedoch eine entsprechende – und möglichst frühzeitige – Diagnostik voraussetzt.

Vorbereitung auf die zu frühe Geburt – pränatale Konsultationen
Bereits die Zeit der Schwangerschaft bei erwarteter Termingeburt ist für die Eltern mit vielen Fragen verbunden; umso stärker ist die Verunsicherung bei Eltern mit einer drohenden Frühgeburt. Empfehlungen für eine pränatale Visite durch einen Pädiater treffen ohne Zweifel auch auf Eltern von potentiellen Frühgeborenen zu [89], jedoch scheint dieses Handlungsfeld in der Forschung noch deutlich unterrepräsentiert zu sein [90]. Es sollte das Ziel einer solchen pränatalen Visite sein, eine positive Beziehung zur Familie aufzubauen und Vertrauen zu schaffen, relevante Infor-

mationen zur familiären Situation und zum Schwangerschaftsverlauf einzuholen, vorhersehbare Probleme zu erörtern und den Eltern Handlungsmöglichkeiten aufzuzeigen, wie sie beispielsweise schon präpartal etwas für ihr ungeborenes Kind tun können.

Erkennen postpartaler Depressionen
Eine rechtzeitige und adäquate Intervention macht das frühzeitige Erkennen von Zeichen einer postpartalen Depression erforderlich. Bestimmte klinische Symptome können zwar als Zeichen der Depression gedeutet werden, müssen jedoch vom medizinischen Personal nicht unbedingt sofort erkannt werden. Daher wurde ein Fragen-Set entwickelt, welches ein Screening auf postpartale Depressionen, jedoch keine Beurteilung der Schwere der Depression erlaubt [91].
Für eine pädiatrische Intensivstation wurde eine routinemäßige psychologische Evaluation für die Familien und Patienten beschrieben, welche dann zu einer zielgerichteten Intervention führte. Diese Evaluation kann jedoch nicht durch die Schwestern erfolgen, da diese die elterlichen Bedürfnisse immer anders einschätzen [1].

Antenale Interventionen
Bereits während der Schwangerschaft hat sich eine Intervention zur Reduktion von peri- und postpartalen psychopathologischen Symptomen bzw. Störungen (Angst, Depression, erhebliche schwangerschaftsinduzierte Belastungen) bei Frauen mit bekannter höherer Risikobelastung bewährt. In einer Studie (n = 143) wurden die Wirkungen eines Arbeitsbuches (Unit 1. Toward motherhood; Unit 2. Toward fatherhood; Unit 3. We're expecting! Preparing for parenthood; Unit 4. Caring for yourself is caring for your baby; Unit 5. From lovers to parents: managing relationship changes; Unit 6. Keeping some balance in your life; Unit 7. Healthy thinking, healthy self; Unit 8. Caring for your newborn baby; Unit 9. Welcome to »The Club!« [92]) in Verbindung mit ei-

ner Netzwerkkarte über wohnortnahe professionelle und Laien-Unterstützungsangebote überprüft. Ergebnis war, dass Frauen, die an der Intervention teilgenommen hatten, postnatal wesentlich seltener psychopathologisch durch Ängste oder Depressionen auffällig waren und dass insbesondere die Netzwerkkarte dazu veranlasste, Hilfsangebote aktiv nachzufragen [92].

4.2 Eltern-Kind-Interaktion

Minimierung der postnatalen Trennung

Für die klinische Routine ergibt sich die Forderung, die Abläufe der Erstversorgung so abzustimmen, dass den Eltern die Möglichkeit gegeben wird, ihr Kind vor einer Verlegung auf die Intensivstation zu sehen.

Frühzeitige Einbeziehung der Eltern in die medizinische Versorgung ihrer Kinder

Die oben beschriebene Sonderstellung der Eltern auf der Intensivstation, welche oft mit erheblichen Problemen einhergeht, sollte aufgehoben und die Eltern sollten als gleichberechtigte Partner anerkannt werden. Das Ziel ist es, die Eltern nicht als »eher störende Gäste«, sondern als »Spezialisten ihrer Kinder« zu sehen und zu behandeln. Während die entsprechenden Prinzipien der familienzentrierten Versorgung bereits vor ungefähr 20 Jahren formuliert [93] und erst kürzlich aktualisiert wurden [94], ist deren Umsetzung in die klinische Praxis aber nach wie vor problematisch [95]. Um die medizinische Versorgung familienfreundlich zu gestalten, ist auch eine ständige Evaluation der aktuellen Situation erforderlich [96].

Da das medizinische Personal die elterlichen Bedürfnisse oft anders definiert, als sie von den Eltern angegeben werden, ist die Analyse der realen elterlichen Bedürfnisse der erste Schritt in dem Bestreben, die Versorgung der Kinder so zu optimieren, dass sie mit den elterlichen Bedürfnissen im Einklang stehen [10].

Während verschiedene strukturierte Erhebungsbögen zur Erfassung der elterlichen Bedürfnisse zur Verfügung stehen, sind nicht alle gleich gut geeignet bzw. entsprechend validiert [97].
Zu berücksichtigen ist weiterhin, dass Eltern die professionelle Kompetenz der Pflegekräfte weniger auf der Grundlage des fachlichen Wissens beurteilen. Vielmehr spielen die folgenden vier Faktoren eine wichtige Rolle bei der Entscheidung, ob die Eltern die medizinische Versorgung als professionell beurteilen. Für die Eltern ist hierbei maßgeblich, ob sie

- in die Stationsabläufe integriert werden und ihnen das Gefühl gegeben wird, kein störender oder tolerierter Gast, sondern Bestandteil der Station zu sein,
- die Kontrolle über die Interaktion mit ihrem Kind haben,
- über die Möglichkeit verfügen, selbst zu entscheiden, ob sie bei Interventionen an ihrem Kind dabei sein möchten,
- die Kommunikation mit sich als ehrlich und offen erleben [98].

Die Berücksichtigung dieser Maßnahmen kann das Vertrauen der Eltern in die Betreuung stärken, gleichzeitig werden so Bedenken abgebaut. Diese Aspekte sollten auch Berücksichtigung finden, wenn die Zufriedenheit der Eltern untersucht wird [97].

4.3 Shared decision making

Adäquate Informationsweitergabe – gemeinsame Entscheidungsfindung

Die Kommunikation zwischen Eltern und medizinischem Personal stellt sich stets als besonders sensibel dar. Die Erwartungen und Ansprüche an die Kommunikation zwischen Eltern und medizinischem Personal unterscheiden sich zwischen beiden Gruppen sehr deutlich [99]. Aus Sicht der Eltern sind dabei folgende Aspekte zu beachten:

- die Umgebung der Intensivstation löst bei den Eltern häufig Ängste aus,

- die Eltern sind von den Informationen des medizinischen Personals abhängig,
- die Eltern lernen während des stationären Aufenthaltes viel und adaptieren sich im Laufe der Zeit an die Gegebenheiten,
- der Informationsbedarf der Eltern variiert in Abhängigkeit vom Zeitpunkt des stationären Aufenthaltes,
- Eltern wollen Fragen stellen dürfen und benötigen eine ruhige Atmosphäre für die Gespräche [100].

Aus Sicht des medizinischen Personals sind folgende Aspekte zu beachten:
- sowohl Ärzte als auch Schwestern sollten Informationen weitergeben, diese sollten jedoch kohärent sein,
- Informationen sind in einer für die Eltern verständlichen und an deren Voraussetzungen angepassten Form zu geben und auch zu wiederholen,
- das medizinische Personal ist bezüglich Informationsweitergabe zu schulen [100].

Mehrere Studien zeigen, dass die Kommunikation mit den Eltern durch Schulung des medizinischen Personals verbessert werden kann [101–103].

5 Psychologisch-sozialmedizinische Versorgung während des stationären Aufenthalts

5.1 Vorbemerkungen

Im Mittelpunkt aktueller Entwicklungen bei der psychosozialen Versorgung frühgeborener und kranker neugeborener Kinder und deren Familien an einem Perinatalzentrum lassen sich neben weiteren zwei ganz wesentliche Zielstellungen deutlich hervorheben, die eng aufeinander bezogen sind: Zum einen geht es um das intensive Einbeziehen der Familie, insbesondere der Eltern des Kindes, in die stationäre Versorgung, wofür sich im englischen Sprachraum seit 1993 Konzept und Begriff der »Family-Centered Care« finden [93,104]. Im deutschen Sprachraum dürfte diesem Begriff das »Entwicklungsfördernde Familienzentrierte Individuelle Betreuungskonzept (EFIB®)« entsprechen [105]. Zum anderen ist vor dem Hintergrund des medizintechnischen Fortschritts und jüngster medizinischer Behandlungserfolge der Fokus auf die nachhaltige Verbesserung der neurologischen Entwicklung des Kindes gerichtet [106,107]. Neurologische Erkrankungen bzw. Störungen erfordern bislang einen sehr hohen Nachbetreuungsaufwand und können die Lebensqualität der Kinder und Familien erheblich beeinträchtigen [107–112].

Einbeziehen der Eltern

»Family-Centered Care« bedeutet, die Aufmerksamkeit vom Kind als dem Patienten weg auf seine Familie als dem natürlichen Umfeld seiner Entwicklung zu richten [93]. Die Etablierung eines solchen Pflege- und Versorgungskonzepts erweist sich als langwierig [113] und wird aktuell durch Trends der Planung und Einrichtung von »Single-family-rooms« und deren Begründung mit der Möglichkeit vollständiger elterlicher Verantwortung für den Pflege- und Versorgungsprozess des Kindes begleitet [104,114–116]. Die Eltern des Kindes sollen vom ersten Tag der stationären Aufnahme

an für es verfügbar und nicht durch Besuchszeiten reglementiert sein, medizinische und pflegerische Entscheidungen mittragen und die selbstständige Pflege und Versorgung des Kindes zu großen Teilen ab dem frühesten Zeitpunkt und später gänzlich übernehmen [117]. Auswirkungen einer solchen elterlichen Mitwirkung finden sich nicht nur auf die elterliche Zufriedenheit, sondern auch in vielfältiger Form auf die Gesundheit des Kindes, seine stationäre Verweildauer und seine spätere Entwicklung [113,118–122]. Besonders hervorzuheben sind die Erwartungen an »Single-family-rooms« in Bezug auf Verbesserungen der neurologischen Entwicklung [123].
Interessant sind einige »historische« Anmerkungen von Judith Gooding zur »Family-Centered Care« [104]. Sie erkennt darin eine Wiederentdeckung der Bedeutung der Familie für Geburtsumstände sowie die anschließende Pflege und Versorgung des Neugeborenen. Diese Bedeutung gab es in einer Zeit, in der die meisten Schwangeren zu Hause entbunden wurden und es an der Zuständigkeit der Familie hierfür keine Zweifel gab. Der medizinische und technische Fortschritt brachte das frühgeborene oder kranke neugeborene Kind dann zunächst in die stationäre medizinische Versorgung und trennte es von der Familie, legitimiert durch die Herausforderungen seiner intensivmedizinischen Behandlung. Mit deren immer besserer Beherrschung waren nicht nur entscheidende Erfolge in der gesundheitlichen Entwicklung des hospitalisierten Kindes zu beobachten, sondern auch deren Grenzen. Aufgrund elterlicher Fürsorge entstehende Bindungen des Kindes an sie als Hauptbezugspersonen mit allen rationalen, vor allem aber emotionalen Komponenten können durch professionelles ärztliches oder pflegerisches Handeln nicht kompensiert werden [19,20], auch wenn eine häufig benutzte Floskel bei Schichtwechsel dies andeuten soll: »Ich übergebe dir *meine* Kinder!« [124]

Neurologische Entwicklung

Die zweite Zielstellung betrifft die unmittelbare Verbesserung der neurologischen Entwicklung frühgeborener und kranker neugeborener Kinder; hier gibt es derzeit die größten Erwartungen hinsichtlich weiterer Behandlungsoptimierung. Neue medizinische Behandlungsansätze (z.B. zur weiteren Vermeidung von Hirnblutungen) und Veränderungen in Pflege und Versorgungsregimes (z.B. »minimal handling«, Lärm- und Lichtmanagement) sowie das Einbeziehen der Eltern in die Entwicklungsförderung des Kindes (EFIB®) sollen dazu beitragen, die neurologische Entwicklung weiter zu verbessern [104–106,118,123,125–129]. Die hierfür erforderliche Begleitung der Eltern, ihre Information sowie die familienbezogene Vernetzung und Organisation sozialer Stützsysteme wird zunehmend als notwendig erkannt [130]. Auf neonatologischen Stationen werden vermehrt psychosoziale bzw. sozialmedizinische Beratungs- und Betreuungsangebote für Eltern geschaffen, um die elterliche Belastungsbewältigung zu unterstützen sowie elterliche Handlungskompetenzen aufzubauen bzw. zu stärken [90,126,131,132]. Die Eltern sollen insbesondere bei der Entwicklung sicherer Eltern-Kind-Bindungen als Grundlage einer optimalen Kindesentwicklung unterstützt werden [84].

Aktuelle Situation

In Deutschland kann noch nicht davon ausgegangen werden, dass an allen Perinatalzentren psychologisch-sozialmedizinische Versorgungsangebote umfassend vorgehalten werden, um den Aufbau der Eltern-Kind-Beziehung und die Prozesse elterlicher Belastungsbewältigung adäquat unterstützen zu können. Die Situation im Jahr 2006/2007 im Ergebnis einer repräsentativen Befragung von 330 neonatologischen Einrichtungen (Rücklauf von 147 bzw. 44,5%) ist in Tabelle 2 (Seite 52) dargestellt [133]. Wenn auch den in die Befragung aufgenommenen Versorgungsangeboten in allen teilnehmenden Einrichtungen eine besondere Bedeutung beigemessen wurde, so fanden sich im Stationsalltag eher leicht umsetzbare Angebote deutlich häufiger wieder als personell und strukturell komplexere Maßnahmen, die vorwiegend an größeren Kliniken verfügbar waren. Dies betraf insbesondere die psychosoziale Betreuung der Eltern, auch durch seelsorgerische

Angebote, und die Nachsorge. In einer ähnlichen Untersuchung aus den Jahren 2007/2008 wurde für Perinatalzentren Großbritanniens berichtet, dass in lediglich 53 % (153 erfasste Einrichtungen) sozialarbeiterische, psychologische oder psychiatrische Versorgungsangebote vorgehalten wurden [95].

Tabelle 2 Verbreitung unterstützender Angebote

Angebot	Häufigkeit (%)*			
	nie	gelegentl.	häufig	täglich
Känguruhen	0	0	9	91
Physiotherapie	0	3	19	78
Stillberatung	0	3	33	64
Psychosoziale Betreuung	3	26	48	23
Seelsorge	2	50	30	18
Orofaziale Stimulation	12	44	33	11
Musiktherapie	12	49	23	16
Stimulation mit Mutterstimme	16	52	20	12
Nachsorge	24	44	20	12

* Welche der folgenden Angebote werden auf Ihrer Neonatologie durchgeführt?

Insofern sollen im Folgenden noch einmal kurz die Ausgangsbedingungen für eine psychologisch-sozialmedizinische Versorgung der Familien frühgeborener und kranker neugeborener Kinder erinnert und entsprechende Zielstellungen einer adäquaten Versorgung skizziert werden. Anschließend wird ein Versorgungskonzept vorgestellt und hinsichtlich ausgewählter Versorgungsangebote näher erörtert.

5.2 Ausgangsbedingungen und Zielstellungen

5.2.1 Ausgangssituation für die Eltern

Die Eltern eines frühgeborenen oder kranken neugeborenen Kindes erleben die Situation auf einer neonatologischen Intensivtherapiestation zunächst als irritierend und bedrohlich [134–136]. Sie schätzen sich selbst als hilflos ein, weil die medizinische Behandlung sowie die Pflege und Versorgung ihres Kindes durch das Stationspersonal sichergestellt wird und sie zunächst kaum Möglichkeiten sehen, sich aktiv einzubringen [137]. Anfangs fühlen sie sich uninformiert und auch nicht an den erforderlichen Behandlungsentscheidungen beteiligt [130]. Die Gesamtsituation begünstigt das Entstehen von traumatischen – und später posttraumatischen – Belastungsreaktionen sowie das Auslösen von Stress, Angst oder auch depressiven Störungen [138–140]. Der Übergang zur Elternschaft scheint in Frage gestellt und perspektivbezogene Befürchtungen hinsichtlich bleibender organischer Schädigungen des Kindes und familiärer Belastungen stellen sich ein [108–111,137,141,142].

Eine Folge dieses Erlebens auf die Verhaltensregulation der Eltern ist eine mehr oder minder ausgeprägte Blockierung ihres fürsorglichen Verhaltens dem Kind gegenüber: Initialen Berührungen gehen Ängste voraus, ein Anlächeln des Kindes ist kaum möglich, seine Ansprache findet in der unnatürlichen Situation einer intensivmedizinischen Versorgung in einem Patientenzimmer, möglicherweise getrennt durch die Inkubatorwand, statt [41–43]. Insofern erweist sich das Ingangkommen des postnatalen Bindungsaufbaus durch anfängliche Einschränkungen in der

Aktivierung des elterlichen (insbesondere mütterlichen) Fürsorgesystems und des kindlichen Bindungssystems als erheblich erschwert [32].

Die Eltern haben in diesem Prozess der Entwicklung des Kindes sogar eine Schlüsselfunktion inne: Die kindliche Verhaltensorganisation ist für die Eltern des Kindes intuitiv und offensichtlich deutbar. Aber auch auf ihre Kompetenzen im Rahmen des »Intuitiven Elternverhaltens« können sie zunächst nicht zurückgreifen. Intuitives Elternverhalten bezeichnet Kommunikationsverhalten dem Kind, hier dem Neugeborenen, gegenüber, das unmittelbar nach der Geburt beginnt und sich in der dynamischen Interaktion mit dem Kind entwickelt. Universalität, unbewusste Steuerung und sehr kurze Latenzzeiten von unter einer Sekunde bei Reaktionen auf Schlüsselreize des Kindes weisen auf den genetischen Transfer evolutionsbiologisch essentieller Informationen als Grundlage des intuitiven Elternverhaltens hin [143]. Trotz seines vermutlich biologischen Ursprungs kann das intuitive Elternverhalten unter Stress und anhaltender Risikobelastung gehemmt werden. Darüber hinaus können z.B. Augengruß, Blickkontakt oder kindgerichtete Ansprache und optimaler Sehabstand von 25 cm oft wegen der technischen Apparaturen, über die das Kind versorgt werden muss, nicht eingehalten werden [34,144].

Eltern finden sich also in einer akuten und zunächst perspektivlos erscheinenden Belastungssituation wieder, in der sie kaum einen adäquaten Zugang zu ihrem Kind finden. In dieser Situation können sie nur mit erheblichen Einschränkungen kindbezogenes Verhalten initiieren und unterhalten, so dass eine Verhaltensabstimmung zwischen ihnen und ihrem Kind nicht sofort zu den notwendigen Adaptationen der vorhandenen Bindungssysteme führen kann. Darüber hinaus isoliert sie der Aufenthalt auf der Intensivtherapiestation von der Familie und dem gewohnten sozialen Umfeld, so dass zu der kindbezogenen Besorgtheit weitere essentielle Belastungen – emotionaler, sozialer, aber auch materieller Art – hinzukommen können [119,135,145,146].

5.2.2 Ausgangssituation für das Kind

Nach der zu frühen Geburt finden wesentliche neurologische Entwicklungen des Kindes extrauterin statt [147]. Das bei einem frühgeborenen Kind noch nicht vollständig ausdifferenzierte Zentralnervensystem, eigentlich auf die intrauterine Entwicklung abgestimmt, muss die extrauterinen Bedingungen nun bereits zeitig und adäquat verarbeiten. Unterschiede in zentralnervösen Strukturen und neurologischen Funktionen zwischen Frühgeborenem und Reifgeborenem sind daher als Ausdruck früher sensorischer Erfahrungen zu interpretieren, mit denen das Kind vor dem Hintergrund seiner neurologischen Unreife auf der Intensivstation konfrontiert wird [148]. Sein Reife- bzw. Entwicklungsstatus ermöglicht ihm zwar eine darauf adaptierte Verarbeitung und Speicherung dieser Erfahrungen; häufig stößt es aber an Belastungsgrenzen, auf die es mit Stresssignalen aufmerksam macht [77]. Allerdings ist nur ein Viertel dieser Entwicklungssignale (»Cues«) im Vergleich zu etwa zwei Dritteln der Signale eines reifen Neugeborenen sicher zu interpretieren [8,146].

Bewährte Grundlage für die Interpretation der Entwicklungssignale ist ein Modell (»Synactive Theory of Development« [77]), das Heidelise Als 1982 vorstellte und das auch bei der Verhaltensanalyse (Assessment of Preterm Infants Behavior – APIB [149]) sowie der Gestaltung der entwicklungsadäquaten Umgebung für das Kind und seine Familie (Newborn Individualized Developmental Care and Assessment Program – NIDCAP [150]) Verwendung findet.

Dieses synergetische Entwicklungsmodell beschreibt vier bzw. fünf Subsysteme, die bei Geburt zwar entwickelt, aber nicht voll funktionsfähig sind. Zu diesen hierarchisch organisierten Systemen gehören das autonome Nervensystem als Basis und darauf aufbauend das motorische System, das System der Zustandsregulation (Schlaf- und Wachphasen) und das der Aufmerksamkeitsregulation (Interaktion). Über die Verarbeitung externer und interner Reize erfolgt eine Ausdifferenzierung und Weiterentwicklung dieser Subsysteme; eine relative Balance wird über Selbstregulationsmechanismen (Autoregulations-Systeme) erreicht. Bei einem Frühgeborenen gelangen die Subsysteme unreifebedingt und als Folge der »unphysiologischen« Umgebungsbedingungen später als bei einem termingeborenen Kind zur vollen Funktionsfähigkeit; in der Regel reagiert es anfangs auf die Mehrzahl der Umgebungsreize mit Stresssignalen [72]. Das Anblicken der Mutter hingegen kann als Zeichen der aktiven Aufmerksamkeitsregulation des Kindes und damit seiner relativen Reife und adäquaten Reizverarbeitung interpretiert werden; das Spreizen der Finger oder Veränderungen von Herzfrequenz oder Sauerstoffsättigung sind Stresszeichen als Ergebnis von Dysregulationen basaler Systeme [77].

Erschwerend für die Entwicklung und Ausdifferenzierung der Subsysteme kommt hinzu, dass das Kind zunächst wenig verlässlich bidirektional mit seinen Eltern kommunizieren kann, zumal auch ein intrauterines »Feintuning« der Mutter-Kind-Interaktionen im Sinne zeitlich und situativ stabiler Erfahrungen der Koregulation wegen der zu frühen Geburt nicht vollständig erreicht werden konnte [56]. Im kognitiven Modell des Kindes von sich und seinem Wirken in seiner Umwelt werden nur allmählich stabile Verhaltenskontingenzen abgebildet [28]. Ursache hierfür dürfte einerseits eine infolge der Signalunschärfe des Kindes erschwerte Signaldetektion durch die Eltern sein, die darüber hinaus im Erleben der intensivmedizinischen Behandlung ihres Kindes Belastungen erfahren, die sie in ihrer Handlungsfähigkeit zusätzlich beeinträchtigen [76]. Andererseits sind auch Einschränkungen des Kindes bei der Signalverarbeitung anzunehmen; erst gegen Ende der Schwangerschaft können beim – dann reif geborenen – Kind entsprechende Voraussetzungen zur adäquaten autonomen Reizverarbeitung im Rahmen seiner Selbstgestaltung (Autopoiesis [151]) angenommen werden, über die das frühgeborene Kind vermutlich eben noch nicht sofort verfügen kann [29,32].

Auch das Kind findet sich – wie seine Eltern – nach der Aufnahme auf der Intensivstation in einer Situation wieder, in der es nicht nur auf die biochemische und apparative Sicherstellung seiner Vitalfunktionen angewiesen ist, sondern – im Umgang mit seinen Eltern – auch kaum auf intrauterine Bindungserfahrungen zurückgreifen kann. Kern des – bislang häufig so praktizierten – medizinischen, pflegerischen und versorgenden Umgangs mit ihm ist das Bemühen, zusätzlich stressende Reize zu vermeiden, damit möglichst wenige iatrogene Schädigungen mit entsprechenden Auswirkungen beispielsweise auf die strukturelle und funktionelle Hirndifferenzierung auftreten [152]. Tatsächlich positive Entwicklungszuwächse im Sinne nachhaltiger Entwicklungsanregung sind allerdings am ehesten aus der möglichst zeitigen und gezielten Eltern-Kind-Interaktion und dem damit verbundenen frühzeitigen Bindungsaufbau zu erwarten [8].

5.2.3 Zielstellungen psychologisch-sozialmedizinischer Versorgung

Die Fortschritte in Perinatologie und Neonatologie bewirkten in den zurückliegenden Jahren eine deutliche Verminderung der Mortalität, führten aber auch zu wochen- bis monatelangen Behandlungszeiten und einer Veränderung der Morbidität [107]. Dies erfordert nicht nur eine stärkere Berücksichtigung des psychosozialen Bedingungsgefüges, sondern verlangt und ermöglicht auch, insbesondere den Eltern des frühgeborenen oder kranken neugeborenen Kindes eine besondere Rolle – sowohl bei der stationären Behandlung wie auch bei der nachstationären Pflege und Versorgung – zuzuweisen.

Dabei ist eine möglichst frühzeitige und bedürfnisgerechte Unterstützung der Eltern frühgeborener und kranker neugeborener Kinder notwendig.

Bereits bei drohender Frühgeburt und spätestens bei Beginn der intensivmedizinischen Behandlung des Kindes sollte der Kontakt zu den Eltern hergestellt werden, um eine kontinuierliche Begleitung von Mutter, Kind und gesamter Familie während des weiteren stationären Aufenthalts zu gewährleisten.

Für die in die intensivmedizinische Behandlung des Kindes integrierte psychologisch-sozialmedizinische Versorgung der Eltern und Familie lassen sich im Wesentlichen drei Zielstellungen formulieren:

1. Vermeidung geburtsbedingter Anpassungs- und Belastungsstörungen der Eltern durch bedarfsgerechte psychologische und sozialmedizinische Versorgung,
2. Verbesserung insbesondere der neurologischen Entwicklung des Kindes durch Optimierung des Eltern-Kind-Bindungsprozesses,
3. langfristige Sicherung medizinischer Behandlungserfolge durch frühzeitige Organisation ambulanter Nachsorge und Kontrolle ihrer Inanspruchnahme.

Diese Zielstellungen sollen für die folgenden Darlegungen maßgeblich sein, um einzelne Versorgungs- und Unterstützungsangebote für die Familie zu begründen.

5.3 Versorgung während des stationären Aufenthalts

5.3.1 Skizze eines psychologisch-sozialmedizinischen Versorgungskonzepts

In dem hier skizzierten Konzept der psychologisch-sozialmedizinischen Versorgung (Abb. 1) sind drei Bereiche definiert, die funktional aufeinander bezogen sind, schwerpunktmäßig zu unterschiedlichen Zeitpunkten des stationären Aufenthalts der Risikoschwangeren bzw. des frühgeborenen oder kranken neugeborenen Kindes das Angebot an Versorgungsmaßnahmen bestimmen und in der dargestellten Reihenfolge einen aufeinander abgestimmten Versorgungsprozess definieren.

Die zu den unterschiedlichen Zeitpunkten bestehenden Bedürfnisse der Eltern nach Information und Unterstützung sind maßgeblich für die Unterbreitung und Spezifizierung von Versor-

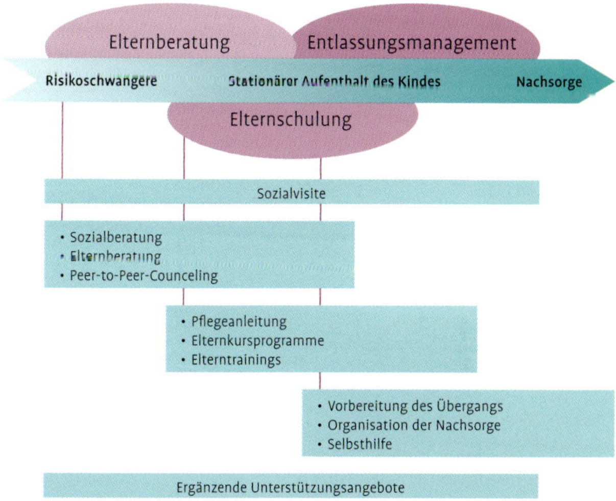

Abb. 1 Psychologisch-sozialmedizinisches Versorgungskonzept.

gungsangeboten innerhalb des gesamten Versorgungsprozesses. In einer Metaanalyse haben sich folgende Phasen des stationären Aufenthalts als bedeutsam für die Art und Qualität der Unterstützungsangebote erwiesen: präpartaler stationärer Aufenthalt der Risikoschwangeren, stationäre Aufnahme des Kindes auf der Intensivstation, wobei die ersten 24–72 Stunden entscheidend für die weitere Begleitung der Eltern sind, kritische Entwicklungsphasen des Kindes, Phasen der Konvaleszenz, Verlegung in das wohnortnahe Krankenhaus bzw. Entlassung nach Hause [130].

Die Koordination aller unterstützenden Angebote mit der medizinischen Behandlung und der Pflege des Kindes innerhalb der Stationsroutine sowie mit den Pflege- und Versorgungskompetenzen der Eltern erfolgt im Rahmen einer Sozialvisite. Die einzelnen Versorgungsleistungen werden so aufeinander bezogen und indikationsgerecht sowie bedürfnisorientiert angeboten.

Der Bereich der Elternberatung schließt unterschiedliche Beratungsangebote ein, deren Ziel darin besteht, der präpartal hospitalisierten Risikoschwangeren bzw. den Eltern des Kindes von Anbeginn an jene Orientierungen zu geben, die es ihnen erlauben, möglichst schnell in der Situation eigener bzw. intensivmedizinischer Versorgung des Kindes handlungsfähig zu werden. Die Elternschulung umfasst Angebote, die Eltern beim Erwerb jener Kompetenzen in der speziellen Pflege und Versorgung eines frühgeborenen oder kranken neugeborenen Kindes zu unterstützen, auf die sie initial angewiesen sind. Wesentlich ist ihre Befähigung zur beziehungsorientierten Pflege und Versorgung des Kindes als Grundlage für den Aufbau und die Optimierung sicherer Eltern-Kind-Interaktionen. Die Eltern sollen sich als kompetent, hilfreich und wirksam im Umgang mit ihrem Kind erfahren. Zur Nachsorge gehören die Vorbereitung des Übergangs von der stationären Versorgung des Kindes in seinen häuslichen Aufenthalt und die ambulante Nachsorge, deren zeitliche Organisation sowie die Aktivierung unterschiedlicher sozialer Stützsysteme. Ziel ist es, die Eltern bei der Emanzipation von kontrollierter stationärer Versorgung ihres Kindes und professioneller psychosozialer Betreuung zu begleiten und sie zur Inanspruchnahme notwendiger ambulanter Leistungen zu motivieren.
Unterstützungsangebote, welche die psychologisch-sozialmedizinische Versorgung ergänzen, sind z. B. Anleitungen für das Känguruhen oder die Stillberatung, die den Eltern zusätzliche Möglichkeiten der Eltern-Kind-Interaktion bieten, sowie weitere Angebote, deren Zielfunktion die Stärkung der elterlichen Handlungskompetenzen ist.

5.3.2 Elternberatung

Für eine angemessene Beratung von Eltern während ihres Aufenthalts am Perinatalzentrum ist eine genaue Kenntnis ihres Beratungsbedarfs (handlungsfeldspezifisch gerichtet auf die durch die zu frühe Geburt des Kindes entstehenden Belastungen [153]) notwendig. Dabei haben sich folgende Bedürfnisse als wesentlich herausgestellt:

- ausführliche und genaue Informationen,
- Einbeziehen in die Pflege und Versorgung des Kindes sowie in die Behandlungsentscheidungen,
- Verantwortung für das Kind und sein Beschützen vor Gefahren,
- Anwesenheit auf der Station und möglichst enger Körperkontakt zum Kind,
- Wertschätzung durch das medizinische und Pflegepersonal,
- Pflege und Versorgung des Kindes nach individuumszentrierten Maßgaben,
- therapeutische »Allianz« mit dem Pflegepersonal [125].

Coping-Strategien der Eltern

Bewältigungsstrategien können habitualisiert sein und damit in starker Abhängigkeit von den elterlichen Einschätzungen der zu bewältigenden Belastungen und verfügbaren Ressourcen stehen, sie können gleichsam determiniert werden durch wesentliche Merkmale der Belastungssituation.

Während der Behandlung des Kindes auf der neonatologischen Intensivtherapiestation steht für die Eltern ein emotionsorientiertes und im Verlaufe seines Aufenthalts auf der nachsorgenden Station ein problemorientiertes Coping im Vordergrund (dies ist bedeutsam für die Bestimmung des interaktionsspezifischen Beratungsvorgehens im Sinne von Klärungs- oder Lösungsorientiertheit des gewählten Beratungsansatzes [153,154]); bewertungsorientierte Bewältigungsstrategien werden eher abgelehnt [155,156]. Das bedeutet, dass beim Aufenthalt des Kindes auf der Intensivtherapiestation die emotionale Bewältigung der Frühgeburt, der Diskrepanz zwischen dem Wunsch- und dem Realbild des Kindes, des Insuffizienzgefühls, die Schwangerschaft nicht ausgetragen zu haben, der Überzeugung, hilflos der Fremdversorgung des Kindes und seines Angewiesenseins auf intensivmedizinische Unterstützung zuschauen zu müssen, im Vordergrund

steht. Mit der Aufnahme des Kindes auf der nachsorgenden pädiatrischen Station stellen sich dann eher Fragen der weiteren familiären Lebensgestaltung, der Organisation des Stationsalltags wie auch des Familienalltags nach der Entlassung, die als eher rational zu bewältigende Herausforderungen empfunden werden.
Der jeweilige Beratungsprozess selbst ist darüber hinaus unmittelbar davon abhängig, inwieweit das Stationspersonal den Eltern emotionale Unterstützung gewährt, ihre Selbstbestimmtheit und Eigenverantwortung anerkennt, ihnen eine familienfreundliche und unterstützende Stationsphilosophie vorlebt und die Möglichkeit bietet, sich neue Fertigkeiten durch »Guided Participation« anzueignen [125]. Grundüberlegung hierbei ist die möglichst rasche Wiederherstellung der Handlungsfähigkeit der Eltern durch die »geleitete Teilnahme« an der Pflege und Versorgung ihres Kindes, was gleichsam die Aktualisierung emotionaler wie auch problemorientierter Coping-Strategien positiv bedient.

Sozialberatung
Bei der Konzipierung psychologischer Beratung zur Versorgung von Eltern frühgeborener und kranker neugeborener Kinder während des stationären Aufenthalts haben sich solche Angebote als angemessen erwiesen, die eng am gesundheitlichen Zustand des Kindes orientiert sind (z. B. emotionsorientiertes vs. problemorientiertes Coping unterstützen), eine Anpassung der Beratungsintensität (Länge und Anzahl der Beratungseinheiten) an die Bewältigungskompetenzen ermöglichen und als Routineangebote mit niederschwelligem Zugang für alle Eltern vorgehalten werden. Insbesondere müssen auch jene Familien erreicht werden, die wenig oder keinen Zugang zu sozialen Unterstützungsangeboten haben [119].
In der Inanspruchnahme von sozialen Diensten eher unerfahrene Personen tendieren auch in kritischen bzw. sie belastenden Situationen, wie z. B. der zu frühen Geburt ihres Kindes, dazu, Hilfe nur bei sich oder gegebenenfalls noch in ihrem sozialen Netzwerk zu suchen. Vorhandene Ressourcen insbesondere für die erfor-

derliche materielle und soziale Absicherung bleiben oft aus Unkenntnis oder mangelnden Zugangserfahrungen ungenutzt [157]. Ein in die üblichen Stationsabläufe implementiertes aufsuchendes Angebot an alle Eltern, deren Kinder intensivmedizinisch in der Neonatologie behandelt werden, hat sich bewährt, wenn die Eltern innerhalb von 48 Stunden nach Aufnahme des Kindes einen ersten Beratungskontakt hatten und ein Assessment zur Planung des weiteren Betreuungsbedarfs innerhalb der ersten fünf Tage nach Aufnahme erfolgte. So konnten alle Eltern unabhängig von ihren Erfahrungen in der Inanspruchnahme von sozialen Diensten oder anderen Hilfesystemen erreicht sowie Beratungs- und Betreuungsleistungen bedürfnisgerecht angeboten werden [158].

Professionelle Elternberatung

An der Wirksamkeit professioneller psychologischer Beratung von Eltern frühgeborener und kranker neugeborener Kinder während des Stationsaufenthalts bestehen kaum Zweifel; es besteht heute ein grundsätzlicher Konsens darin, dass alle im Bereich der Neonatologie Tätigen, wie insbesondere Ärzte und Pflegekräfte, über entsprechende Beratungskompetenzen (»skills to communicate and to build relationships«) verfügen und diese als eine »shared culture« begreifen sollten [126].

Dennoch muss damit gerechnet werden, dass etwa ein Drittel der Eltern eine über eine psychologische Grundversorgung (Teilnahme eines Psychologen am Erstgespräch, an wichtigen Arztgesprächen, am Verlegungs- oder Entlassungsgespräch) hinausgehende fakultative psychologische Betreuung (Gespräche, Beratung, Vermittlung, Krisenintervention, Aufarbeitung emotionaler Blockaden und Belastungen; mit < 5 bis > 15 Kontakten) eher ablehnt und dies mit ausreichenden eigenen Ressourcen bzw. Ängsten vor einer psychologischen Behandlung begründet (Ablehnungsrate 34,9 %; $n = 152$). Eine besondere Berücksichtigung muss hierbei auch die Tatsache finden, dass aufgrund der gesundheitlichen Entwicklung der Kinder, der Verlegungen in andere Perinatalzentren oder der Entlassungen nach Hause immer auch die Gefahr besteht, Eltern nicht bis zu einem vorläufigen Beratungs- bzw. Behandlungsabschluss begleiten zu können [131]. Ausgehend von der Erkenntnis, dass viele Mütter nach der zu frühen Geburt ihres Kindes traumatisch bzw. posttraumatisch reagieren, untersuchten Jotzo und Poets, ob eine frühe traumapräventive psychologische Intervention diese Symptomatik verhindern kann [139]. Diese Intervention wurde innerhalb der ersten fünf Tage nach der Geburt begonnen und bestand aus folgenden Elementen: Rekonstruktion der peripartalen Ereignisse, Vertrautmachen mit Entspannungstechniken, Erklärung von Stress- und Traumareaktionen, Exploration von psychologischen Coping-Strategien, Diskussion der persönlichen Unterstützungsressourcen, Unterstützung bei der Lösung konkreter Probleme. Im weiteren Verlauf suchte der Psychologe die Mütter im Mittel an zwei Tagen in der Woche für 5 bis 15 Minuten auf. Zum Zeitpunkt der Entlassung erfolgte eine psychologische Testung mittels Impact of Event Scale. Es zeigte sich, dass Mütter, welche die Intervention erhielten, signifikant ($p < 0{,}01$) seltener (36 %) klinisch relevante Zeichen eines psychologischen Traumas aufwiesen als Mütter der unbehandelten Kontrollgruppe (76 %).

Psychologisch nicht adäquat begleitete Mütter weisen nicht nur ein hohes Risiko für posttraumatische Belastungsstörungen auf, sondern es konnte auch gezeigt werden, dass diese Störungen die kindlichen Entwicklungs- und Verhaltensauffälligkeiten mit 1,6 Jahren eher erklären als die perinatalen Gesundheitsrisiken des Kindes [145,159]. Allerdings zeigen umfangreiche Untersuchungen auch, dass sich das Coping der Eltern nach Frühgeburt – wenngleich in prinzipiellen Aspekten ähnlich – unterscheidet und nicht alle Eltern einer professionellen Unterstützung bedürfen [6].

Zu ergänzen ist, dass sich Beratungswirkungen auf die gesundheitliche Entwicklung der Kinder bereits während des stationären Aufenthalts zeigen: Bei Kindern (26 SSW, 860 ± 125 g), deren Eltern an einem zusätzlichen psychosozialen Unterstützungsprogramm während des stationären Aufenthalts teilgenommen hatten, erfolgte die Entlassung nach Hause durchschnittlich 13 Tage früher (86 vs. 99 Tage) [160].

Peer Counseling

Die Befriedigung des Beratungsbedarfs von Eltern frühgeborener Kinder ist keineswegs professioneller Unterstützung allein überlassen. Der Einsatz von erfahrenen Eltern (»veteran parents«) findet sich heute zunehmend im gesamten Bereich der Pädiatrie [161]; für telefonisch angebotene Beratungen durch Peers konnten drei wesentliche Zielstellungen nachgewiesen werden: emotionale Unterstützung, Wertschätzung, Informationsvermittlung [162].

So hat sich zum Beispiel ein über die übliche medizinische Versorgung des Kindes und die soziale Unterstützung der Eltern hinausgehendes Angebot der Beratung von Eltern durch Eltern (»parent buddy program« [163]) als besonders effektiv erwiesen. Als »parent-buddies« standen Eltern ehemals frühgeborener Kinder zur Verfügung, die eine fünfstündige Ausbildung in Gesprächsführung erhalten hatten; sie waren darüber hinaus in ihrer Selbstwahrnehmung und dem Erkennen ihrer Grenzen, anderen Eltern Hilfe geben zu können, geschult worden. Ihre Unterstützung boten sie hauptsächlich über Telefonate mit Eltern an, deren Kinder sich gerade auf einer neonatologischen Intensivtherapiestation befanden. Mütter, die eine solche zusätzliche Unterstützung erhalten hatten, berichteten vier Wochen später über eine geringere Stressbelastung und 16 Wochen später über weniger Angst (»state anxiety«), weniger depressive Symptome und eine größere soziale Unterstützung als Mütter ohne einen »buddy« [163].

Auch die Kinder zogen einen Vorteil aus der Beratung ihrer Mütter durch erfahrene Eltern: Merewood et al. konnten in einer 2006 publizierten Studie zeigen, dass eine solche »Eltern-für-Eltern-Beratung« die Dauer des Stillens der Kinder deutlich verlängern kann. Ermittelt wurde, ob die Kinder zwölf Wochen post natum noch Muttermilch bekamen; Ergebnis war, dass dies etwa doppelt so häufig bei beratenen Frauen im Vergleich zu nicht beratenen geschah (Geburtsalter ~ 32 SSW; Geburtsgewicht ~ 1 875 g; n = 101 mit randomisierter Zuweisung) [164]. Fazit aus einem Kommentar dazu: »Peer counselors may serve as a bridge between the clinical necessities of caring for a NICU baby and the original dream a mother holds.« [165]

5.3.3 Elternschulung

Programme zur Unterstützung von Eltern während des stationären Aufenthalts ihres Kindes – zur Bewältigung der zu frühen oder der Geburt eines kranken Kindes, Information über die kindlichen Entwicklungsbesonderheiten, Anleitung in der Pflege und Versorgung usw. – bilden heute einen wichtigen Bestandteil der Befähigung von Eltern zur selbstständigen Pflege und Versorgung ihres Kindes und seiner optimalen Entwicklungsförderung. Sie gelten als wesentlicher Bestandteil einer familienorientierten Pflege- und Versorgungsphilosophie und weisen eine gute Inanspruchnahme auf, wobei einheitliche Standards noch nicht formuliert sind [104]. Bei der Umsetzung solcher Unterstützungs- und Schulungsprogramme sollte eine methodische Vielfalt z. B. in der Form von Elterngruppen, Einzelunterweisungen oder auch telefonischer Unterstützung berücksichtigt werden. In einer Bedarfs- und Inanspruchnahmestudie stellte sich heraus, dass 78 % der befragten Eltern (n = 477) eines der spezifischen Angebote bevorzugten und 18 % auf zwei Angebote zurückgriffen, wobei insbesondere Elterngruppen dann nachgefragt waren, wenn im Mittelpunkt Probleme im Umgang mit dem Pflegepersonal und im Einbeziehen der Eltern in die Pflege und Versorgung ihres Kindes standen [166].

Pflegeanleitung

Die Anleitung der Eltern in der selbstständigen Pflege und Versorgung ihres Kindes entspricht einer Grundforderung der familienzentrierten Pflege (»Family-Centered Care« [93,104], EFIB® [105]) und des darin niedergelegten Prinzips der »Guided Participation« [125]. Eltern sollen und müssen demnach schnellstmöglich in die selbstständige Pflege und Versorgung ihres Kindes eingewiesen werden, um diese kindbezogenen Leistungen als die natürlichen Bezugspersonen des Kindes übernehmen zu können. Darin liegt die begründete Erwartung, dass Eltern-Kind-Interaktionen und Koregulationen schnellstmöglich in Gang kommen und der Eltern-Kind-Bindungsprozess unterstützt wird. Darüber hinaus darf davon ausgegangen werden, dass Eltern bereits sehr zeitig viele Pflege- und Versorgungsleistungen übernehmen können, die meist ohne ausreichende Argumentation bei den Pflegekräften über längere Zeit verbleiben. Im Ergebnis einer Einzelfallstudie, in der die an einem Kind mit einem Geburtsgewicht von 600 g innerhalb der ersten 25 Tage (Beobachtungszeit insgesamt 170 Stunden) vollzogenen Pflege- und Versorgungshandlungen beobachtet wurden, konnte gezeigt werden, dass der Anteil der Handlungen seitens der Kindesmutter sich lediglich auf 9 % belief (Zuwendung durch die Mutter), während der Anteil der Handlungen des Pflegepersonals bei 91 % lag. Die Versorgung des Kindes (19 % der Handlungen an ihm) und die Nahrungsgabe (36 %) hätten jedoch zu großen Teilen den Eltern – nach entsprechender Unterweisung und »geleiteter Teilhabe« – überantwortet werden können, so dass deren Pflege- und Versorgungsanteil auf die Hälfte aller am Kind erbrachten Leistungen hätte anwachsen können [72].

In einer Literaturübersicht aus dem Jahr 2008 berichtet Cleveland darüber, dass es sich für Eltern frühgeborener und kranker neugeborener Kinder als sehr bedeutsam herausgestellt hat, Unterstützung durch das Pflegepersonal bei der Aneignung der erforderlichen neuen Fähigkeiten und Fertigkeiten im Umgang mit ihrem Kind zu erhalten [125]. Verallgemeinerbar hierbei ist, dass die Assistenz durch das Pflegepersonal meist nach strukturierten Programmen und keineswegs zufällig abläuft.

Verallgemeinerbar ist auch, dass allein auf das Wissen bezogene Interventionen (z. B. Erklären des kindlichen Verhaltens und der Bedeutung von Entwicklungssignalen ohne eigenen Kontakt der Eltern zu ihrem Kind) keine signifikanten Veränderungen bei den

unterwiesenen Müttern im Vergleich zu den nicht unterwiesenen zeigten, wenn die Sicherheit im Umgang mit dem Kind überprüft wurde. Unterwiesene Mütter hatten lediglich bessere Kenntnisse in Bezug auf die kindlichen Entwicklungssignale und erlebten die Assistenz durch das Pflegepersonal bewusster [167]. Wissensbezogene Interventionen sind auch nicht geeignet, elterlichen Stress zu reduzieren.
Die Evaluation des »Creating Opportunities for Parent Empowerment (COPE)«, eines Programms zur Anleitung der Eltern in der Pflege und Versorgung, haben Melnyk et al. 2006 vorgestellt. Neben der hohen Strukturiertheit des Programms (vier Phasen, drei davon während des stationären Aufenthalts und eine zu Hause) hat sich vor allem die Kombination aus Wissensvermittlung und praktischer Unterweisung zu ausgewählten Themen als entscheidend für die Erklärung der Programmeffekte herausgestellt: »Each phase provides parents with information on (1) the appearance and behavioral characteristics of premature infants (infant-behavior information) and how parents can participate in their infants' care, meet their infants' needs, enhance quality of interaction with their infant, and facilitate their infant's development (parent-role information) and (2) activities that assist parents in implementing the experimental information.« [168] Als wesentliche Ergebnisse stellten sich (n = 260 Familien, randomisierte Zuweisung zur Untersuchungs- bzw. Kontrollgruppe) folgende dar:

- Verringerung der Stressbelastung der Mutter während des Stationsaufenthalts des Kindes,
- Verbesserung der elterlichen Kompetenzüberzeugungen,
- Erhöhung der Zahl positiver Eltern-Kind-Interaktionen während des Stationsaufenthalts,
- Verringerung der Angst bei der Mutter und der depressiven Symptome nach der Entlassung,
- Verringerung der stationären Verweildauer des Kindes [168].

Die Autoren führten diese positiven Beobachtungen auf die Programmkomponenten Anleitung und Unterweisung zurück, die seitens der Eltern zu einer entwicklungsfördernden Beschäftigung mit dem Kind führten und nach der Theorie der Selbstregulation [169] positive Selbstwirksamkeitserwartungen der Eltern fördern.

Elternkursprogramme

Im Rahmen einer Metaanalyse haben De Rouck und Leys die von Eltern bei der Informationssuche bevorzugten Informationsquellen näher charakterisiert: Es lassen sich klinikinterne (Ärzte und Pflegekräfte der intensivmedizinischen Station, Angehörige anderer, auf der Station tätiger Berufsgruppen, schriftliche Unterlagen oder audiovisuelle Präsentationen sowie internetbasierte Informationssysteme der jeweiligen Station) und klinikexterne Quellen (Ärzte und Pflegekräfte, andere betroffene Eltern, Printmedien, Fernsehen, Internet) unterscheiden, wobei alle Informationsquellen ihre spezifische Bedeutung haben und einige der klinikinternen (schriftlichen oder audiovisuellen) Quellen oft auch didaktischen Ansprüchen genügen [130].
Ein an den Informationsbedürfnissen orientiertes Elternkursprogramm, bestehend aus zwölf Modulen (Ambulante Nachsorge, Ausscheidung, Entwicklungsfördernde Umgebung, Ernährung, Finanzielle Unterstützung, Frühförderung, Handling, Känguruhen, Körperpflege, Medikamentengabe, Sensorische Stimulation, Stillen), wurde in Bezug auf seine Akzeptanz durch Eltern frühgeborener und kranker neugeborener Kinder im Rahmen einer Befragung überprüft (n = 47). Das strukturierte Kursangebot trifft auf ein starkes Interesse der Eltern; eine zeitliche Anpassung (Dauer, Anzahl der Termine, Zeitpunkte im Tagesablauf) an deren Bedürfnisse, ihr Kind selbst zu pflegen und zu versorgen, erscheint für die Akzeptanz und Inanspruchnahme notwendig. Drei Kurseinheiten unter der Woche werden abgelehnt; die Mehrzahl der befragten Eltern spricht sich für einen (n = 21) oder zwei (n = 23) Termine aus, wobei eine Teilnahme des Partners – dann abends – als wichtig erachtet wird. Der Erwerb von Fertigkeiten innerhalb des Kursangebots ist für mehr Eltern bedeutsam als die alleinige Aneignung von spezifischen Kenntnissen. Für die Präferenz von Kursinhalten haben das Geburtsgewicht des Kindes

und die Länge des Klinikaufenthalts keine Bedeutung; für ausgewählte Kursinhalte ist es aber bedeutsam, ob aktuell ein intensivmedizinischer Behandlungsbedarf beim Kind besteht. Grundsätzlich kann das Kursangebot aber allen Eltern unterbreitet werden [170].
Zu beachten ist allerdings, dass Elternkursprogramme – die vornehmlich auf Wissensvermittlung ausgerichtet sind – bei Müttern frühgeborener Kinder nicht unmittelbar deren Wahrnehmung ihres Kindes verbessern oder aber den mütterlichen Stress bei der Bewältigung des Frühgeburtserlebens minimieren, dass wohl aber Väter auf diese Wissensvermittlung positiv im Sinne der Wahrnehmung des Kindes und der Stressbewältigung reagieren und somit den Müttern eine hilfreiche emotionale Unterstützung geben können [171].

Elterntrainings
Als Elterntrainings sind Elternschulungen angelegt, die den Eltern Fähigkeiten und Fertigkeiten in der selbstständigen Pflege und Versorgung ihres Kindes handlungswirksam und praxisnah vermitteln; trainiert werden oft u.a. einzelne Elemente des umfangreichen Pflege- und Versorgungsprozesses, das entwicklungsfördernde Handling des Kindes oder aber auch das Verhalten in Notsituationen (Erste Hilfe). Die Zielstellungen dabei sind durchaus unterschiedlich; die Handlungssicherheit der Eltern wie auch die spezifische Entwicklungsförderung des Kindes können im Vordergrund stehen.
Kaaresen und Mitarbeiter untersuchten in einer randomisierten, kontrollierten Studie die Auswirkung eines frühzeitigen, modular aufgebauten Interventionsprogramms auf den elterlichen Stress im Alter von einem Jahr [172]. Dabei erhielten die Eltern in der Woche vor der Entlassung an acht aufeinander folgenden Tagen jeweils einstündige Sitzungen und vier Sitzungen nach der Entlassung (an Tag 3, 14, 30 und 90) von einer speziell ausgebildeten Krankenschwester. Ziel der Sitzungen war es, die elterliche Kompetenz dadurch zu stärken, dass sie die individuellen Beson-

derheiten ihres Kindes besser kennen lernen und vor allem für die Entwicklungssignale ihres Kindes sensibilisiert werden sollten. Im Ergebnis zeigte sich, dass die Stresswerte der Eltern in der Interventionsgruppe verglichen mit einer Kontrollgruppe sowohl sechs als auch zwölf Monate nach der Geburt deutlich niedriger und mit den Werten von Eltern Termingeborener vergleichbar waren. Die Analyse der einzelnen Testbestandteile zeigte, dass die Intervention insbesondere einen Einfluss – elterlicherseits – auf die Bindung und die Kompetenz sowie – kindlicherseits – auf die Aufmerksamkeit bzw. Hyperaktivität hatte. Für die väterlichen Stresswerte zeigte sich eine negative Korrelation mit der Häufigkeit der Teilnahme an den Interventionen, so dass ein indirekter Effekt angenommen wird (selbstsichere und weniger gestresste Mütter reduzieren den Stress bei den Vätern). Die Frühgeborenen wurden außerdem im Alter von 3 und 5 Jahren getestet [173]. Während im Alter von 3 Jahren 25 % der Kontrollgruppe und 10 % der Interventionsgruppe einen IQ < 85 hatten (OR 0,34; 95 %-CI 0,13–0,90), waren es im Alter von 5 Jahren 26 % und 5 % (OR 0,14; 95 %-CI 0,04 –0,48). Nach Korrektur für die mütterliche Bildung fand sich kein signifikanter Unterschied beim IQ im Alter von 3 Jahren. Aber im Alter von 5 Jahren hatten die Frühgeborenen aus der Interventionsgruppe einen signifikant höheren IQ (OR 6,4; 95 %-CI 0,6–12,2). Bezüglich der motorischen Fähigkeiten fanden sich keine Unterschiede zwischen den Gruppen. Die Autoren kalkulierten die Kosten dieses frühen Interventionsprogramms mit ca. 600 $ pro Kind zuzüglich der Fahrtkosten für vier Hausbesuche [173].

Zwei der bedeutendsten Trainingsprogramme wurden durch Rauh et al. bereits vor mehr als 20 Jahren [174] und nach dessen aktueller »Wiederentdeckung« durch Milgrom et al. [106,128] entworfen bzw. neu konzipiert und auf ihre spezifischen Wirkungen hin evaluiert.

Rauh et al. beschrieben mit dem Mother-Infant Transaction Program (MITP) ein Programm aus insgesamt zehn Trainingssitzungen, mit dem folgende Zielstellungen verfolgt wurden: Befähigen der Mutter, die Merkmale des Kindes, insbesondere seinen Charakter und sein Temperament sowie seine Potentiale, zu wertschätzen; Sensibilisieren der Mutter für die Entwicklungssignale des Kindes; Befähigen der Mutter, die Signale des Kindes adäquat und prompt zu beantworten; Befähigen der Mutter, diese Signale auch bei den täglichen Versorgungshandlungen des Kindes zu erkennen und zu beachten; Unterstützen der Mutter in ihrer Bezogenheit auf ihr Kind [174]. Die Trainingssitzungen fanden an zehn Tagen mit folgenden Schwerpunkten statt: Einführung (Tag 1), Selbstregulation des Kindes (Tag 2), Bewegungssystem (Tag 3), Aufmerksamkeitsregulation (Tag 4), soziale Interaktion (Tag 5), tägliche Versorgung (Tag 6), Konsolidierung (Hausbesuch 3 Tage nach Entlassung), Zuwendung durch gemeinsames Spielen (Hausbesuch 3 Wochen nach Entlassung), Umgang mit dem kindlichen Temperament (Hausbesuch 1 Monat nach Entlassung), Rückschau und Beendigung (Hausbesuch 3 Monate nach Entlassung). Eher kurzfristige positive Effekte der Trainingsteilnahme fanden sich nach sechs Monaten bezüglich der Kindesmutter (Rollenverständnis als Mutter, Selbstsicherheit, Kenntnis der kindlichen Entwicklungsbesonderheiten) und eher langfristige bezüglich der kognitiven Entwicklung der Kinder: Kinder von derart trainierten Müttern wiesen mit 9 Jahren eine im Mittel um 10 IQ-Punkte höhere Intelligenzleistung auf als Kinder nicht trainierter Mütter [106,174,175].

Die Arbeitsgruppe um Jeanette Milgrom hat dieses erste, gut evaluierte Trainingsprogramm erneut einer Evaluation unterzogen mit der Frage, wie sich die verbesserte kognitive Entwicklung der Kinder erklären lässt. Nach Modifikationen des ursprünglichen Programms beobachteten sie eine durch das mütterliche Training verursachte bessere Verhaltensabstimmung zwischen Mutter und Kind bereits im Alter von sechs bzw. zwölf Monaten [128]. Das dann durch Milgrom et al. konzipierte »Early Sensitivity Training for Parents of Preterm Infants« [106], das im Unterschied zum »Newborn Individualized Developmental Care and Assessment Program« von Heidelise Als [150] nicht nur auf die Reduktion des Entwicklungsstresses für das Kind fokussiert ist, sondern explizit die Mütter in die Entwicklungsförderung einbezieht [106], besteht in seiner evaluierten Fassung aus neun Trainingseinheiten während des stationären Aufenthalts und einem Hausbesuch. »Targets of intervention included training parents to recognize signs of infant stress, *shut-down* mechanisms, alert-available behavior, quality of motor behaviors, facial expressions, posture/muscle tone; principles of graded stimulation; how to optimize interactions and avoid overwhelming infants; touch, movement and massage; *kangaroo care* (nesting infants skin-to-skin against their mother); vocal, visual and multi-sensory stimulation; normalizing parental feelings; challenging dysfunctional thinking, and diary keeping.« [106]

Insgesamt 45 Mütter nahmen an der Evaluierung dieses Trainingsprogramms teil (22 Mütter in der Trainingsgruppe, randomisierte Zuweisung, Alter ~ 32 Jahre; Kinder: Geburtsalter ~ 27 SSW, Geburtsgewicht ~ 1000 g); wesentlicher Outcome-Parameter war die strukturelle und funktionelle Hirnreifung (MRT-Kontrolle bei einem korrigierten Alter von 40 SSW; ausgewertet wurden vorrangig Diffusions- und Anisotropie-Maße). Beobachtet wurden signifikante Veränderungen in der Hirnreifung und der Konnektivität der weißen Hirnsubstanz zugunsten der Kinder trainierter Mütter, was als Ausgangspunkt einer insgesamt verbesserten neurologischen Entwicklung der Kinder interpretiert wurde. Als mögliche Ursache wurde eine stresssensible Versorgung durch ein und dieselbe Bezugsperson – die Mutter – angenommen: »A possible mechanism of MITP-type intervention is that infants can more consistently receive stress-sensitive care from a single individual (the mother).« [106] Lerntheoretisch betrachtet, dürften diese Kinder in sich konsistente Erfahrungen in einer hochstrukturierten Lernumgebung – in der Auseinandersetzung mit der Mutter beispielsweise – machen, die sie in ihrem »inner working model« ablegen können.

Elterntrainings dürfte künftig eine besondere Bedeutung zukommen: Sie erlauben ein sehr konzentriertes Trainieren spezifischer elterlicher Fertigkeiten bei der Pflege und Versorgung ihres Kindes und damit eine rasche Aktivierung des durch die zu frühe Geburt des Kindes bei der Mutter gehemmten Fürsorgesystems [75]. Das Erlangen bzw. Wiedererlangen wirksamer Handlungsfähigkeit in der Pflege und Versorgung des eigenen Kindes könnte dabei auch maßgeblich die Bewältigung der mit der Frühgeburt verbundenen psychischen Reaktionen der Mutter wie Stress, Angst oder depressive Symptome beeinflussen. Der besondere Entwicklungsvorteil für das frühgeborene Kind besteht mit Sicherheit darin, dass es mit den ihm zur Verfügung stehenden und reifeabhängigen Entwicklungszeichen – als solche eindeutig interpretierbar lediglich ein Drittel bei Frühgeborenen im Vergleich zu etwa zwei Dritteln bei Termingeborenen [76] – verlässlich mit seinen relevanten Bezugspersonen kommunizieren kann; es kann somit seine »Steuerungsfunktion« für die fürsorglichen Reaktionen seiner Bezugspersonen zunehmend effektiver und erfahrungswirksamer wahrnehmen, wofür sich eben auch neurologische Korrelate für »gebahnte Lern- und Erfahrungswege« finden lassen [106].

5.3.4 Entlassungsmanagement

Evaluierte Entlassungsmanagements für Eltern frühgeborener oder kranker neugeborener Kinder können bislang noch nicht als etabliert gelten, so das Ergebnis einer auf diese Frage gerichteten Durchsicht entsprechender Studien. Werden Eltern nach ihrem Gefühl, auf die Entlassung ihres Kindes zu sich nach Hause angemessen vorbereitet zu sein, befragt, so geben sie in der Regel an, sie seien nicht ausreichend vorbereitet. Darüber hinaus beklagen sie auch, dass es erhebliche Unterschiede darin gibt, was sie als Eltern und was die Ärzte bzw. Pflegekräfte unter »angemessener Vorbereitung« verstünden [176]. Bei den Pflegekräften und Ärzten stünde hierbei ihre Fähigkeit, ihr Kind angemessen pflegen und versorgen zu können, stets im Vordergrund; bei ihnen selbst stellten sich häufig Fragen der ambulanten Versorgung, des schnellen Zugriffs auf professionelle Hilfe in Notfällen, aber auch des

Gefühls des Alleingelassenseins mit der gesamten Verantwortung für das Kind ohne ein entsprechendes Monitoring, an das sie sich während des Klinikaufenthalts gewöhnt hatten.

Vorbereitung des Übergangs

Smith et al. untersuchten die Vorbereitung der Eltern auf die Entlassung ihres Kindes aus der stationären Versorgung und baten hierzu Eltern um eine Selbsteinschätzung und die Entlassungsschwestern (»discharge nurses«) um ein entsprechendes Fremdurteil [177]. Eingesetzt wurde eine 9-stufige Likert-Skala mit den Extrempolen »überhaupt nicht vorbereitet« und »vollkommen vorbereitet«, mit der die Eltern und die Entlassungsschwestern am geplanten Entlassungstag das Gesamtniveau der Vorbereitung unabhängig voneinander einschätzten (n = 867 Eltern-Entlassungsschwestern-Paare). Darüber hinaus gaben die Eltern Auskunft zum Niveau ihrer »technischen« Expertise: Flaschenernährung, Stillen, Babypflege (Baden, Windeln, Kleiden), Beurteilung der Blasen- und Darmfunktionen des Kindes, Kenntnis der Medikamente für die Entlassung, Applikationsart der Medikamente zu Hause, Fähigkeit zum Umgehen mit Fieber und Infektionen des Kindes, Auswahl eines niedergelassenen Kinderarztes, Verständnis für spezielle Förderprogramme für Frühgeborene, Vorbereitung des Kinderbetts zu Hause, Absicherung der Unterstützung für zu Hause (die Eltern schätzten ein: trifft nicht zu – überhaupt nicht vorbereitet – etwas vorbereitet – vorbereitet). Drei weitere Fragen adressierten die emotionale Vorbereitung: Ich bin sehr überzeugt, dass die Atmung und die Herzfunktion meines Kindes sicher ist; dass mein Baby nun gesund und reif ist; dass ich bereit bin, mein Baby nach Hause zu nehmen (die Eltern schätzten ein: überhaupt nicht vorbereitet – etwas vorbereitet – vollkommen vorbereitet). Insgesamt waren 13 % der Familien nach ihrer Selbsteinschätzung oder nach dem Fremdurteil auf die Entlassung nicht ausreichend vorbereitet, wobei in weniger als 1 % der Fälle Selbst- und Fremdurteil übereinstimmten. In der Regel schätzten Eltern den Stand ihrer Vorbereitung – sowohl ihre technische Expertise als auch ihre emotionale Vorbereitung – besser ein als die Entlassungsschwestern (97 %). Einflüsse auf die Selbstbeurteilung der Eltern ergaben sich aus dem Gesundheitszustand des Kindes und den Überzeugungen, eine gute Wahl in Bezug auf den niedergelassenen Kinderarzt getroffen zu haben, das Kind bei guter Gesundheit und ausreichender Reife zu wissen sowie die häusliche Umgebung angemessen vorbereitet zu haben.

Smith et al. kommen darüber hinaus zu der Aussage, dass die Entlassungsvorbereitungen vom ersten Tag der Aufnahme des Kindes an beginnen, die Eltern in alle Entscheidungen einbezogen und ihr Bedürfnis nach umfassender Informiertheit befriedigt werden sollten. Die Entlassungsvorbereitung in diesem Sinne sei Aufgabe des gesamten medizinischen und Pflegeteams, wobei der Hauptanteil durch die Pflegekräfte zu leisten sei [177].

Eine möglichst intensive und standardisierte Entlassungsvorbereitung steht im Mittelpunkt der Studie von Schlittenhart et al.: Zunächst unterwies die Zimmerpflegekraft des Kindes die Eltern in die Pflege und Versorgung des Kindes und anschließend wurde unmittelbar vor dem Entlassungszeitpunkt eine Gruppenunterweisung der Eltern (»discharge class«) durchgeführt, die allerdings nur eine mäßige Inanspruchnahme-Quote seitens der Eltern aufwies (ca. 50 %). Daraufhin wurde eine 35-minütige DVD mit den wichtigsten Entlassungsinformationen erstellt, die zu einer besseren Vorbereitung der Eltern führte, unabhängig von den zeitlichen Gegebenheiten durch Eltern und Pflegekräfte genutzt werden konnte und dazu beitrug, die Eltern-Pflegekraft-Kommunikation zur Entlassungsvorbereitung zu intensivieren [178].

Auf die Bedeutung einer aktiven Teilnahme der Eltern am gesamten Prozess der Entlassungsvorbereitung machen weitere Arbeiten – teilweise aus sehr unterschiedlichen Perspektiven – aufmerksam: Bei der oftmals im Interesse der Eltern angestrebten Verlegung des Kindes aus dem Perinatalzentrum in ein wohnortnahes Krankenhaus hat es sich als besonders wichtig herausgestellt, die Eltern in alle darauf hinauslaufenden Entscheidungen einzubeziehen, da sie vor dem Hintergrund der ihnen bekannten und vertrauten Bedingungen des Perinatalzentrums die unbekannte neue Situation im wohnortnahen Versorgungskrankenhaus fürchten und die Qualität der dort vorzufindenden medizinischen und pflegerischen Versorgung nicht adäquat beurteilen können; möglicherweise sollte das Perinatalzentrum auch die spätere Entlassung nach Hause schon mit vorbereiten (Kinderarzt, weitere ambulante therapeutische Angebote, Hebamme) [179]. Allein schon die klinikinterne Verlegung des Kindes von der Intensivtherapiestation auf eine weiterbehandelnde oder nachsorgende pädiatrische Station beunruhigt die Eltern sehr, da sie die Stationsteams als sehr unterschiedlich erleben und zunächst nicht sofort erkennen können, dass die meist vom Gesundheitszustand des Kindes abhängige Verlegung auf andere Stationen auch mit einer Veränderung der Pflegephilosophie der Station (z. B. stärkeres Einbeziehen der Eltern in die Pflege und Versorgung des Kindes bei oft auch verändertem Personalschlüssel) einhergeht [180]. Je zeitiger die Entlassungsvorbereitung mit aktivem Einbeziehen der Eltern im Vergleich zu einer später durchgeführten mit eher passiver elterlicher Beteiligung beginnt, desto eher lassen sich nach der Entlassung positive Effekte auf das familiäre Wohlbefinden und eine geringere Inanspruchnahme zusätzlicher kinderärztlicher Leistungen innerhalb der Nachsorge beobachten [181].

Organisation der Nachsorge

Im Unterschied zur vollkommen neuen psychologisch-sozialmedizinischen Versorgung der Familie während des stationären Aufenthalts des Kindes, wie sie hier skizziert wird, gibt es für die sozialmedizinische Nachsorge in Deutschland einen zwischenzeitlich gut etablierten Versorgungsstandard nach dem Modell des »Bunten Kreises« [182]. Zu den Zielen der Nachsorge gehören die Stabilisierung und Verbesserung der medizinischen Behandlungserfolge, der gesundheitsbezogenen Lebensqualität, der Integration der Krankheit im Alltag und der Selbstversorgungskompetenz; die Leitprinzipien bestehen in der Ganzheitlichkeit, Entwicklungsorientierung, Familien-, System- und Ressourcenorientierung, Bedarfs- und Bedürfnisorientierung sowie Wissenschaftlichkeit und Wirtschaftlichkeit [182]. Wesentlich für die zu versorgende Gruppe der Familien frühgeborener und kranker neugeborener Kinder ist dabei, dass die Anbindung an die wohnortnahen Versorger wie Kinderarzt, Hebamme, gegebenenfalls Physiotherapie oder Ergotherapie, Ernährungsdienst oder ambulanten Pflegedienst auf Beständigkeit hin angelegt ist und ein hohes Maß an Vernetztheit aufweist.

Porz untersuchte im Rahmen der sozialmedizinischen Nachsorge für Familien mit frühgeborenen und kranken neugeborenen Kindern, inwieweit sich Patientenfamilien in wesentlichen Outcomes unterschieden in Abhängigkeit davon, ob sie eine standardisierte und individualisierte familienorientierte Nachsorge erhalten hatten oder lediglich die üblichen Therapieempfehlungen (randomisierte Studie; n ~ 200) [183]. Eine frühe, bereits in der Klinik beginnende und über die Entlassung ins häusliche Umfeld reichende Begleitung reduzierte die Belastungen der Familien nachweislich, führte zu einer deutlich verbesserten Mutter-Kind-Interaktion und auch zu einer angemessenen emotionalen Regulation der Kinder. Dies könnte langfristig zu einer Verringerung von Schlaf-, Schrei- oder Fütterstörungen beitragen, für die gerade Frühgeborene besonders disponiert sind. Ferner konnte in den Familien mit standardisierter und individualisierter familienorientierter Nachsorge ein verbessertes Gesundheitsverhalten gemessen an der geringeren Rate von stationären Wiederaufnahmen und ambulanten Vorstellungen beim Kinderarzt beobachtet werden. Damit einhergehende Effekte auf das elterliche Wohlbefinden und die familiäre Zufriedenheit wurden neben Kosteneinsparungen belegt [184].

Festzuhalten bleibt, dass für die Familien frühgeborener und kranker neugeborener Kinder eine frühzeitige Organisation der ambulanten (sozialmedizinischen) Nachsorge möglich und zur

Sicherung der medizinischen Behandlungserfolge sowie der Verbesserung der familiären Lebensqualität notwendig ist. Inwieweit hier auf das Modell des »Bunten Kreises« oder andere Versorgungskonzepte zurückgegriffen werden kann, wird nach den örtlichen Bedingungen zu entscheiden sein. Wesentlich dürfte sein, den Orientierungsbedarf der Eltern rechtzeitig und angemessen zu befriedigen, da die Entlassung für die Eltern eine rational und emotional belastende Herausforderung darstellt.

Selbsthilfe

Die Bedeutung von Selbsthilfegruppen für Eltern frühgeborener Kinder – eingerichtet innerhalb oder außerhalb neonatologischer Intensivtherapiestationen – ist bislang wenig untersucht worden; Brett et al. berichten in einer 2011 veröffentlichten Übersicht von lediglich neun Studien zu dieser Thematik [185]. Wesentliche Erkenntnisse bezogen sich darauf, dass Mütter, die eine elterngeleitete Selbsthilfegruppe noch während des stationären Aufenthalts besuchten, vier und 16 Wochen nach dem ersten Besuch über eine deutlich geringere Stressbelastung berichteten. Mütter kranker Neugeborener erlebten sich durch die Teilnahme an einer Elterngruppe als stimmungsstabiler, als angepasster in ihrer Interaktion mit ihrem Kind und als besser auf die Entlassung nach Hause vorbereitet.

Hays und Millet berichten, dass eine Eltern-Selbsthilfegruppe in der Neonatologie eine »Containing-Funktion« haben kann: Die Eltern könnten sich über ihre emotionalen Belastungen austauschen und sich gegenseitig unterstützen; Affekte, Stimmungen und Gefühle könnten unter den Eltern der Gruppe geteilt werden und würden sich durch gemeinsame Aktivitäten wie beispielsweise Singen besser bewältigen lassen [186]. Insbesondere dann, wenn Ärzte oder Schwestern dabei an Grenzen stoßen, die Eltern professionell zu beraten und zu unterstützen, würden innerhalb und außerhalb der Station etablierte Selbsthilfegruppen diese Lücke auf sehr gute Art und Weise schließen können [187].

5.3.5 Ergänzende Unterstützungsangebote

Ergänzende Unterstützungsangebote sollen die an den Perinatalzentren bereits gut etablierten Versorgungsangebote, wie beispielsweise die Stillberatung oder das Känguruhen [133] mit bekannten und gut untersuchten Wirkeffekten [188–194], um solche Angebote erweitern, welche die Kompetenz der Eltern stärken und ihre Bewältigungsressourcen aktivieren helfen. Diese Angebote sollten darüber hinaus in die Konzeption der »Family-Centered Care« einzuordnen sein und deren Grundprinzipien erfüllen [93,94].

Im Mittelpunkt des hier vorgestellten Konzepts einer psychologisch-sozialmedizinischen Versorgung steht die Herausforderung, die Eltern eines frühgeborenen oder kranken neugeborenen Kindes darin zu unterstützen, möglichst schnell ihre Handlungsfähigkeit im Sinne eines aktivierten Fürsorgesystems zu erlangen bzw. wieder zu erlangen. Ausgangspunkt hierfür könnte sein, dass sie sich in ihrer Selbstwirksamkeitserwartung positiv verändern und weitere Möglichkeiten der Belastungsbewältigung erschließen.

Um den Eltern die mit der intensivmedizinischen Behandlung ihres frühgeborenen oder kranken neugeborenen Kindes verbundene Trennung zu erleichtern, haben sich beispielsweise internetbasierte Systeme zur Übertragung von Lifestreams des Kindes nach Hause bewährt (»Virtuelle Besuche«), die erstmalig 1996 durch Charles Safran und James Gray in den USA eingeführt wurden (»Baby CareLink«) [195]. Bemerkenswert waren Berichte über die Zufriedenheit der dieses System in Anspruch nehmenden Eltern mit der Behandlung ihres Kindes, die Steigerung ihres Wohlbefindens, vor allem aber darüber, dass Kinder mit einem Geburtsgewicht < 1 000 g die Klinik durchschnittlich 16 Tage früher verlassen konnten [196]. Das Projekt gab auch Familien in sozialen Notlagen angemessene Unterstützung [197]. Virtuelle Besuchssysteme werden hauptsächlich zu Übergangszeiten – unmittelbar nach stationärer Aufnahme des Kindes, nach Entlassung der Mutter, vor Entlassung des Kindes – in Anspruch genommen, wobei die tägliche »Besuchsspitze« (sehr viele, allerdings kurzzeitige Visiten) etwa um 21 Uhr liegt [198]. Diese Ergebnisse wurden dahingehend interpretiert, dass die Eltern ihr Sicherheits- und Kontrollbedürfnis durch das virtuelle Besuchssystem befriedigen konnten. Ein virtuelles Besuchssystem stellt ein ergänzendes und kein konkurrierendes Angebot dar, d. h. Eltern, die es in Anspruch nehmen, besuchen ihr Kind häufiger, zeitlich länger ausgedehnt und beschäftigen sich mit ihrem Kind während der Besuche intensiver [199,200]. Zusätzliche virtuelle Besuche durch die Eltern beeinflussen darüber hinaus elterliche Kompetenz und Kontrollüberzeugungen positiv [201,202]; die Eltern einer Untersuchungsgruppe mit zusätzlichen virtuellen Kontakten zu ihrem Kind unterschieden sich von den Eltern einer Kontrollgruppe durch eine zunehmende internale Attribution und eine Verringerung der Abhängigkeit von signifikanten anderen, dahingehend zu interpretieren, dass die Eltern der Untersuchungsgruppe sich handlungsfähiger und wirksamer erlebten [203].

Positive Selbstwirksamkeitserwartungen der Eltern und das Erschließen weiterer Möglichkeiten der Bewältigung von mit der Frühgeburt des Kindes verbundenen emotionalen Belastungen sind auch mit dem Einsatz eines Tagebuchs verbunden. Die Eltern (n = 27) waren aufgefordert, ihre Besuche beim Kind nach wenigen Vorgaben zu protokollieren: Beginn und Ende des Besuchs; »Ich habe heute … mein Kind gepflegt; … mein Kind gestillt / Stillversuch; … mein Kind gefüttert; … zu meinem Kind gesprochen; … für mein Kind gesungen/gesummt; … mein Kind gestreichelt; … mein Kind geküsst; … mein Kind im Arm gehalten; … mit meinem Kind gekänguruht; … mit einem Arzt gesprochen; … mit einer Schwester gesprochen; … Fotos gemacht.« »Mein Kind hat auf mich reagiert!« Es konnten ferner die Namen der Begleitpersonen sowie Besonderheiten des Besuchs vermerkt werden. Mütter besuchten ihr Kind durchschnittlich zweimal an einem Tag; Väter einmal; die durchschnittliche Besuchszeit der Mütter lag bei etwa vier Stunden, die der Väter bei etwa einer (am Sonntag länger). Die Beschäftigung der Eltern mit ihrem Kind war abhängig von dessen gesundheitlichem Status; Eltern mit gesünderem/reiferem Kind beschäftigten sich mehr und umfassender mit diesem. Bemerkenswert war, dass Eltern häufig vermerkten, sie hätten sich dank ihrer Aufzeichnungen zurückliegender Tage mit dem Kind erinnert, würden deutlicher Fortschritte erkennen und fühlten sich emotional ausgeglichener. Das Führen eines Tagebuchs scheint die selbstreflexiven Fähigkeiten der Eltern anzuregen und kann damit eine weitere Quelle der Belastungsbewältigung sein [200,203,204].

5.4 Zusammenfassung und Ausblick

Bei dem hier vorgestellten Konzept der psychologisch-sozialmedizinischen Versorgung von Eltern frühgeborener und kranker neugeborener Kinder während des stationären Aufenthalts handelt es sich nicht nur um ein neues Arrangement in ihrer Wirksamkeit gut evaluierter und bewährter Methoden sozial-emotionaler Unterstützung oder weiterer Belastungsbewältigung.
Mit dem Konzept wird zunächst eine *formal neue Versorgungsqualität* angestrebt, die den psychologisch-sozialmedizinischen Versorgungsprozess ausgehend von dem bei den Eltern bzw. Familien vorhandenen Unterstützungsbedarf definiert. Dieser ändert sich über die stationäre Verweildauer des intensivmedizinisch behandelten Kindes je nach seiner physiologischen Reifung und psychosozialen Entwicklung sowie dem Niveau der familiären Reorganisation am Übergang zur Elternschaft. Insofern ist eine zeitliche Anordnung von Versorgungsmaßnahmen bestimmend, die

- ausgehend von der frühestmöglichen Mobilisierung personaler und sozialer Ressourcen der Eltern zunächst deren Handlungsfähigkeit wiederherzustellen gestatten (Elternberatung),
- damit den Eltern Gelegenheit geben sollen, ihre *Handlungsfertigkeiten* adaptiert an die besonderen Entwicklungsbedürfnisse ihres Kindes zu optimieren (Elternschulung), und

- geeignet sein müssen, die Selbstständigkeit und Eigenverantwortung der Eltern durch ihre vollständige Teilhabe an allen Prozessen der Behandlung, Pflege und Versorgung ihres Kindes von Anbeginn an bis zum Zeitpunkt der Entlassung der Familie nach Hause zu wahren (Entlassungsmanagement).

Die formale Anordnung von Elternberatung, Elternschulung und Entlassungsmanagement folgt dem Prinzip *»Handeln statt Behandeln«*. Insoweit die Eltern möglichst rasch ihre Handlungsmöglichkeiten wiedererlangen, darauf verweisen die Ergebnisse der überwiegenden Mehrzahl empirischer Arbeiten in diesem Bereich, verringert sich die Wahrscheinlichkeit psychopathologischer Reaktionen auf die Belastungssituation der zu frühen Geburt ihres Kindes oder der Geburt eines kranken Kindes.
Eine *neue inhaltliche Versorgungsqualität* besteht darin, die Eltern durch geeignete psychologisch-sozialmedizinische Versorgung unmittelbar in die umfassende Entwicklungsförderung ihres Kindes einzubeziehen. Die Sicherung der *physiologischen Grundbedürfnisse* des Kindes wird eine Domäne der Intensivmedizin und -pflege bleiben müssen; die Sicherung seiner *psychologischen Grundbedürfnisse* sowie seine kognitive und sozial-emotionale Entwicklung mit den darauf zu beziehenden Korrelaten hirnfunktioneller und -struktureller Veränderungen muss allerdings den Eltern überantwortet werden. Das fürsorgende Beantworten kindlicher Entwicklungssignale, die bei einem frühgeborenen oder kranken neugeborenen Kind zunehmend öfter und deutlicher erkennbar Ausdruck des aktivierten Bindungssystems sind, kann nur vorläufig und unvollkommen durch professionelle Bezugspersonen geleistet werden, sondern wird immer eine Aufgabe für elterlich-intuitiv handelnde Bezugspersonen bleiben. Damit finden auch für das frühgeborene oder kranke neugeborene Kind frühe Entwicklungsprozesse eingebettet in seine soziokulturelle Umgebung als Grundlage für seine kulturelle und geistige Entwicklung statt. Über seine physische Abhängigkeit hinaus

kann eine emotionale Bindung an seine Hauptbezugsperson aufgebaut werden. Voraussetzung für dieses frühe und umfassende Einbeziehen der Eltern in die Entwicklungsförderung ihres Kindes sind eine Qualität intensivmedizinischer Behandlung und Pflege sowie ein Niveau der medizintechnischen Umgebung, die das Beachten kindlicher Entwicklungssignale überhaupt erst ermöglichen: *»Technik ermöglicht Bindung.«*
Die belastenden – teilweise traumatischen – Erfahrungen der Eltern im Zusammenhang mit der Geburt ihres Kindes sowie ihre Ängste und Befürchtungen stellen wie auch die kindlichen Entwicklungsmöglichkeiten und -grenzen wesentliche Bedingungen für die familiäre Lebensqualität und die Spezifik der späteren Eltern-Kind-Bindung dar. Alle hier beschriebenen psychologisch-sozialmedizinischen Versorgungsmaßnahmen und -prozesse sind darauf gerichtet, die Entwicklung der Familie und ihre Rekonstruktion nach der Geburt eines frühgeborenen oder kranken neugeborenen Kindes optimal zu unterstützen, die Befriedigung der psychologischen Grundbedürfnisse des Kindes zu sichern und insbesondere seine neurologische Reifung und Entwicklung anzuregen. Gelingt es, eine *optimale Passung von elterlichen und kindlichen Entwicklungsprozessen* möglichst frühzeitig durch so viele psychologisch-sozialmedizinische Interventionen wie gerade notwendig und so wenige wie eben möglich zu erreichen, kann sich – quasi von sich aus – ein stabiles *»Eltern-Kind-System«* organisieren. Seine Stabilität bestünde darin, sich dynamisch auf die sich ständig verändernden Herausforderungen neu einstellen zu können. Solche Herausforderungen könnten die in der Folge der Frühgeburt mitunter erforderlichen stationären Wiederaufnahmen wie auch spezielle Therapie- und Förderangebote sein, aber auch die Aufnahme des Kindes in eine Kindertagesbetreuung oder seine Einschulung.
Die psychologisch-sozialmedizinische Versorgung von Familien frühgeborener und kranker neugeborener Kinder stellt damit nicht den Versuch der Rekonstruktion intrauteriner Aufwachsbedingungen dar, sondern das begründete Konstruieren von Um-

gebungsbedingungen für eine optimale extrauterine Entwicklung des Feten. Die Eltern des Kindes werden hierbei nicht einfach nur einbezogen, sondern sind die eigentlichen Träger dieser entwicklungsförderlichen Umgebungsbedingungen. Damit ergeben sich für diesen Bereich teilweise vollkommen neue Anforderungen an die Neonatologie: Neben medizinischer und pflegerischer Expertise wird zunehmend auch psychologisch-pädagogische erforderlich, um die vielfältigen und je nach Ausstattung des einzelnen Perinatalzentrums vorhandenen Unterstützungsangebote nicht nur einfach zusammenzuführen oder ihnen weitere anzufügen, sondern unter den hier vorgestellten konzeptionellen Ansprüchen psychologisch-sozialmedizinischer Versorgung vollkommen neu zu ordnen.

Literatur

1 Spear ML, Leef K, Epps S, Locke R. Family reactions during infants' hospitalization in the neonatal intensive care unit. Am J Perinatol. 2002;19:205-13.

2 Singer LT, Salvator A, Guo SY, Collin M, Lilien L, Baley J. Maternal psychological distress and parenting stress after the birth of a very low-birth-weight infant. JAMA. 1999;281:799-805.

3 Gray PH, Edwards DM, O'Callaghan MJ, Cuskelly M. Parenting stress in mothers of preterm infants during early infancy. Early Hum Dev. 2012;88:45-9.

4 Zelkowitz P, Papageorgiou A, Bardin C, Wang T. Persistent maternal anxiety affects the interaction between mothers and their very low birthweight children at 24 months. Early Hum Dev. 2009;85:51-8.

5 Shah PE, Clements M, Poehlmann J. Maternal resolution of grief after preterm birth: implications for infant attachment security. Pediatrics. 2011;127:284-92.

6 Affleck G, Tennen H. The effect of newborn intensive care on parents' psychological well-being. Children's Health Care. 1991;20:6-14.

7 Wigert H, Johansson R, Berg M, Hellstrom AL. Mothers' experiences of having their newborn child in a neonatal intensive care unit. Scand J Caring Sci. 2006;20:35-41.

8 Mehler K, Wendrich D, Kissgen R et al. Mothers seeing their VLBW infants within 3 h after birth are more likely to establish a secure attachment behavior: evidence of a sensitive period with preterm infants? J Perinatol. 2011;31:404-10.

9 Bialoskurski MM, Cox CL, Wiggins RD. The relationship between maternal needs and priorities in a neonatal intensive care environment. J Adv Nurs. 2002;37:62-9.

10 Ward K. Perceived needs of parents of critically ill infants in a neonatal intensive care unit (NICU). Pediatric Nursing. 2001;27:281-6.

11 Rüdiger M, Ifflaender S, Reichert J, Baetzel C, Reiter G, Wauer RR. Which information will be given to parents of preterm infants - a comparison of estimates and local data. J Perinat Med. 2007;35:436-42.

12 Kluge F, Seebold E. Etymologisches Wörterbuch der deutschen Sprache. Berlin (u. a.): De Gruyter; 2011.

13 Portmann A. Die biologische Bedeutung des ersten Lebensjahres beim Menschen. Schweiz Medizin Wochenschrift. 1941;71:921-1001.

14 Bowlby J. The nature of the childs tie to his mother. Int J Psychoanal. 1958;3:350-73.

15 Bell DC, Richard AJ. Caregiving: The forgotten element in attachment. Psychological Inquiry. 2000;11:69-83.

16 Bowlby J. Bindung: Eine Analyse der Mutter-Kind-Beziehung. München: Kindler; 1975.

17 Werner EE, Smith RS. Overcoming the odds: High risk children from birth to adulthood. Ithaca (u. a.): Cornell University Press; 1992.

18 Ainsworth M. Patterns of attachment: A psychological study of the strange situation. Hillsdale, NJ: Erlbaum; 1978.

19 Alhusen JL. A literature update on maternal-fetal attachment. J Obstet Gynecol Neonatal Nurs. 2008;37:315-28.

20 Cannella BL. Maternal-fetal attachment: An integrative review. J Adv Nurs. 2005;50:60-8.

21 Condon JT. The assessment of antenatal emotional attachment - development of a questionnaire instrument. Br J Med Psychol. 1993;66:167-83.

22 Van den Bergh B, Simons A. A review of scales to measure the mother-foetus relationship. J Reprod Infant Psychol. 2009;27:114-26.

23 van Bussel JCH, Spitz B, Demyttenaere K. Reliability and validity of the Dutch version of the maternal antenatal attachment scale. Arch Womens Ment Health. 2010;13:267-77.

24 Walsh J. Definitions matter: if maternal-fetal relationships are not attachment, what are they? Arch Womens Ment Health. 2010;13:449-51.

25 Brisch K-H. Bindungsstörungen: Von der Bindungstheorie zur Therapie. 10 Aufl. Stuttgart: Klett-Cotta; 2010.

26 Bowlby J, Salter Ainsworth MD. Frühe Bindung und kindliche Entwicklung. München: Reinhardt; 2010.

27 Watson JS, Futo J, Fonagy P, Gergely G. Gender and relational differences in sensitivity to internal and external cues at 12 months. Bulletin of the Menninger Clinic. 2011;75:64-93.

28 Reichert J. Kinderverhaltenstherapie und klassische Grundpositionen. In: Hoppe F, Reichert J, Hrsg. Verhaltenstherapie in der Frühförderung. Göttingen: Hogrefe; 2004: 223-43.

29 Feldman R. Parent-infant synchrony: Biological foundations and developmental outcomes. Curr Dir Psychol Sci. 2007;16:340-5.
30 Groome LJ, Mooney DM, Holland SB, Smith YD, Atterbury JL, Dykman RA. Temporal pattern and spectral complexity as stimulus parameters for eliciting a cardiac orienting reflex in human fetuses. Percept Psychophys. 2000;62:313-20.
31 Lecanuet JP, Jacquet AY. Fetal responsiveness to maternal passive swinging in low heart rate variability state: Effects of stimulation direction and duration. Dev Psychobiol. 2002;40:57-67.
32 DiPietro JA. Psychological and psychophysiological considerations regarding the maternal-fetal relationship. Infant Child Dev. 2010;19:27-38.
33 Kisilevsky BS, Hains SMJ, Brown CA et al. Fetal sensitivity to properties of maternal speech and language. Infant Behav Dev. 2009;32:59-71.
34 Ahnert L. Frühe Bindung: Entstehung und Entwicklung. München (u. a.): Reinhardt; 2004.
35 Vandenbergh BRH, Mulder EJH, Visser GHA, Poelmannweesjes G, Bekedam DJ, Prechtl HFR. The effect of (induced) maternal emotions on fetal behavior - a controlled study. Early Hum Dev. 1989;19:9-19.
36 Gloger-Tippelt G. Der Übergang zur Elternschaft. In: Paetzold B, Fried L, Hrsg. Einführung in die Familienpädagogik. Weinheim: Beltz; 1988: 89-105.
37 Gloger-Tippelt G. Das Bild vom Kind während der Schwangerschaft. In: Fthenakis WE, Eckert M, Block M, Hrsg. Wenn aus Eltern Partner werden. Handbuch Elternbildung, Bd. 1. Opladen: Leske & Budrich; 1999: 209-30.
38 Ji EK, Pretorius DH, Newton R et al. Effects of ultrasound on maternal-fetal bonding: a comparison of two- and three-dimensional imaging. Ultrasound Obstet Gynecol. 2005;25:473-7.
39 Lapaire O, Alder J, Peukert R, Holzgreve W, Tercanli S. Two- versus three-dimensional ultrasound in the second and third trimester of pregnancy: impact on recognition and maternal-fetal bonding. A prospective pilot study. Arch Gynecol Obstet. 2007;276:475-9.
40 Zlotogorski Z, Tadmor O, Rabinovitz R, Diamant Y. Parental attitudes toward obstetric ultrasound examination. J Obstet Gynaecol Res. 1997;23:25-8.
41 Beijers R, Jansen J, Riksen-Walraven M, de Weerth C. Maternal prenatal anxiety and stress predict infant illnesses and health complaints. Pediatrics. 2010;126:E401-E409.
42 Kikkert HK, Middelburg KJ, Hadders-Algra M. Maternal anxiety is related to infant neurological condition, paternal anxiety is not. Early Hum Dev. 2010;86:171-7.
43 Hart R, McMahon CA. Mood state and psychological adjustment to pregnancy. Arch Womens Ment Health. 2006;9:329-37.
44 Benoit D, Parker KCH, Zeanah CH. Mothers' representations of their infants assessed prenatally: Stability and association with infants' attachment classifications. J Child Psychol Psychiatry. 1997;38:307-13.
45 Fuertes M, Faria A, Soares H, Crittenden P. Developmental and evolutionary assumptions in a study about the impact of premature birth and low income on mother-infant interaction. Acta Ethologica. 2009;12:1-11.
46 DeWolff MS, van Ijzendoorn MH. Sensitivity and attachment: A meta-analysis on parental antecedents of infant attachment. Child Dev. 1997;68:571-91.
47 Hughes M, McCollum J, Sheftel D, Sanchez G. How parents cope with the experience of neonatal intensive care. Children's Health Care. 1994;23:1-14.
48 DiPietro JA, Hilton SC, Hawkins M, Costigan KA, Pressman EK. Maternal stress and affect influence fetal neurobehavioral development. Dev Psychol. 2002;38:659-68.
49 Field T, Diego M, Hernandez-Reif M et al. Pregnancy anxiety and comorbid depression and anger: Effects on the fetus and neonate. Depress Anxiety. 2003;17:140-51.
50 Stroop JR. Studies of interference in serial verbal reactions. J Exp Psychol. 1935;18:643-62.
51 DiPietro JA, Costigan KA, Gurewitsch ED. Fetal response to induced maternal stress. Early Hum Dev. 2003;74:125-38.
52 Monk C, Sloan RP, Myers MM et al. Fetal heart rate reactivity differs by women's psychiatric status: An early marker for developmental risk? J Am Acad Child Adolesc Psychiatry. 2004;43:283-90.
53 DiPietro JA, Ghera MM, Costigan KA. Prenatal origins of temperamental reactivity in early infancy. Early Hum Dev. 2008;84:569-75.

54 Novak MFSX. Fetal-maternal interactions: Prenatal psychobiological precursors to adaptive infant development. Curr Top Dev Biol. 2004;59:37-60.

55 Gloger-Tippelt G. Die Entwicklung eines Konzepts "Eigenes Kind" im Verlaufe des Übergangs zur Elternschaft. In: Brähler E, Meyer A, Hrsg. Sexualität, Partnerschaft und Reproduktion. Heidelberg: Springer; 1988: 57-69.

56 DiPietro JA, Irizarry RA, Costigan KA, Gurewitsch ED. The psychophysiology of the maternal-fetal relationship. Psychophysiology. 2004;41:510-20.

57 Graf J. Wenn Paare Eltern werden. Weinheim: Beltz; 2002.

58 Schneewind KA. Familienpsychologie. Stuttgart: Kohlhammer; 2010.

59 Walper S, Pekrun RH. Familie und Entwicklung: Aktuelle Perspektiven der Familienpsychologie. Göttingen: Hogrefe; 2001.

60 Gloger-Tippelt G. Der Übergang zur Elternschaft. Eine entwicklungspsychologische Analyse. Zeitschrift für Entwicklungspsychologie und Pädagogische Psychologie. 1985;17:53-92.

61 Gloger-Tippelt G. Schwangerschaft und erste Geburt. Psychologische Veränderungen der Eltern. Stuttgart: Kohlhammer; 1988.

62 McMahon CA, Boivin J, Gibson FL et al. Age at first birth, mode of conception and psychological wellbeing in pregnancy: findings from the parental age and transition to parenthood Australia (PATPA) study. Hum Reprod. 2011;26:1389-98.

63 Klaus MH, Kennell JH. Parent to Infant Bonding. 2 ed. St. Louis (u. a.): Mosby; 1982.

64 Klaus MH, Kennell JH. Parent to Infant Bonding - Setting the Record Straight. J Pediatr. 1983;102:575-6.

65 Hammarberg K, Fisher JRW, Wynter KH. Psychological and social aspects of pregnancy, childbirth and early parenting after assisted conception: a systematic review. Hum Reprod Update. 2008;14:395-414.

66 Vandenboom DC, Hoeksma JB. The effect of infant irritability on mother-infant interaction - a growth-curve analysis. Dev Psychol. 1994;30:581-90.

67 Repokari L, Punamaki RL, Poikkeus P et al. Ante- and perinatal factors and child characteristics predicting parenting experience among formerly infertile couples during the child's first year: A controlled study. J Fam Psychol. 2006;20:670-9.

68 Drake EE, Humenick SS, Amankwaa L, Younger J, Roux G. Predictors of maternal responsiveness. J Nurs Scholarsh. 2007;39:119-25.

69 Ellestad S, Meyer W, Sinclair T, Swamy G, Heine P, Murtha A. Maternal psychological impact of very premature birth. Am J Obstet Gynecol. 2007;197:S94.

70 Zelkowitz P, Bardin C, Papageorgiou A. Anxiety affects the relationship between parents and their very low birth weight infants. Infant Ment Health J. 2007;28:296-313.

71 Poehlmann J, Fiese BH. Parent-infant interaction as a mediator of the relation between neonatal risk status and 12-month cognitive development. Infant Behav Dev. 2001;24:171-88.

72 Magenheim M. Belastungsreaktionen sehr früh geborener Kinder. Saarbrücken: VDM; 2008.

73 Sarimski K. Frühgeburt als Herausforderung: Psychologische Beratung als Bewältigungshilfe. Göttingen (u. a.): Hogrefe; 2000.

74 Reichert J, Wauer RR, Rüdiger M, Lutz N. Beziehungsrepräsentation von Müttern frühgeborener Kinder. Z Geburtshilfe Neonatol. 2012;212:58.

75 George C, Solomon J. The caregiving system: A behavioral systems approach to parenting. In: Shaver PR, Cassidy J, eds. Handbook of attachment: Theory, research, and clinical applications. 2 ed. New York: Guilford Press; 2008: 833-56.

76 Eckerman CO, Hsu HC, Molitor A, Leung EHL, Goldstein RF. Infant arousal in an en-face exchange with a new partner: Effects of prematurity and perinatal biological risk. Dev Psychol. 1999;35:282-93.

77 Als H. Toward a synactive theory of development: Promise for the assessment and support of infant individuality. Infant Ment Health J. 1982;3:229-43.

78 Anderson P, Doyle LW, Victorian Infant CS. Neurobehavioral outcomes of school-age children born extremely low birth weight or very preterm in the 1990s. JAMA. 2003;289:3264-72.

79 Bhutta AT, Cleves MA, Casey PH, Cradock MM, Anand KJS. Cognitive and behavioral outcomes of school-aged children who were born preterm - A meta-analysis. JAMA. 2002;288:728-37.

80 Aran A, Shalev RS, Biran G, Gross-Tsur V. Parenting style impacts on quality of life in children with cerebral palsy. J Pediatr. 2007;151:56-60.

81 McCormick MC, Workman-Daniels K, Brooks-Gunn J. The behavioral and emotional well-being of school-age children with different birth weights. Pediatrics. 1996;97:18-25.

82 Feldman R, Eidelman AI. Maternal postpartum behavior and the emergence of infant-mother and infant-father synchrony in preterm and full-term infants: The role of neonatal vagal tone. Dev Psychobiol. 2007;49:290-302.

83 Muller-Nix C, Forcada-Guex M, Pierrehumbert B, Jaunin L, Borghini A, Ansermet F. Prematurity, maternal stress and mother-child interactions. Early Hum Dev. 2004;79:145-58.

84 Forcada-Guex M, Pierrehumbert B, Borghini A, Moessinger A, Muller-Nix C. Early dyadic patterns of mother-infant interactions and outcomes of prematurity at 18 months. Pediatrics. 2006;118:E107-E114.

85 Green M, Solnit AJ. Reactions to threatened loss of child - vulnerable child syndrome - pediatric management of dying child. Pediatrics. 1964;34:58-66.

86 Thomasgard M, Metz WP. The vulnerable child syndrome revisited. J Dev Behav Pediatr. 1995;16:47-53.

87 Estroff DB, Yando R, Burke K, Snyder D. Perceptions of preschoolers vulnerability by mothers who had delivered preterm. J Pediatr Psychol. 1994;19:709-21.

88 Allen EC, Manuel JC, Legault C, Naughton MJ, Pivor C, O'Shea TM. Perception of child vulnerability among mothers of former premature infants. Pediatrics. 2004;113:267-73.

89 Cohen GJ; Committee on Psychosocial Aspects of Child and Family Health. The prenatal visit. Pediatrics. 2009;124:1227-32.

90 Lorenz JM. Prenatal counseling and resuscitation decisions at extremely premature gestation. J Pediatr. 2005;147:567-8.

91 Kabir K, Sheeder J, Kelly LS. Identifying postpartum depression: Are 3 questions as good as 10? Pediatrics. 2008;122:e696-e702.

92 Milgrom J, Schembri C, Ericksen J, Ross J, Gemmill AW. Towards parenthood: An antenatal intervention to reduce depression, anxiety and parenting difficulties. J Affect Disord. 2011;130:385-94.

93 Harrison H. The principles for family-centered neonatal care. Pediatrics. 1993;92:643-50.

94 Committee on Hospital Care, Institute for Patient- and Family-Centered Care. Patient- and family-centered care and the pediatrician's role. Pediatrics. 2012;129:394-404.

95 Redshaw ME. Family centred care? Facilities, information and support for parents in UK neonatal units. Arch Dis Child Fetal. 2010;95:F365-F368.

96 Blackington SM, McLauchlan T. Continuous quality improvement in the neonatal intensive care unit: evaluating parent satisfaction. J Nurs Care Qual. 1995;9:78-85.

97 Conner JM, Nelson EC. Neonatal intensive care: satisfaction measured from a parent's perspective. Pediatrics. 1999;103(1 Suppl E):336-49.

98 Cescutti-Butler L, Galvin K. Parents' perceptions of staff competency in a neonatal intensive care unit. J Clin Nurs. 2003;12:752-61.

99 Kowalski WJ, Leef KH, Mackley A, Spear ML, Paul DA. Communicating with parents of premature infants: who is the informant? J Perinatol. 2006;26:44-8.

100 Yee W, Ross S. Communicating with parents of high-risk infants in neonatal intensive care. J Paediatr Child Health 2006;11:291-4.

101 Coulter A, Ellins J. Effectiveness of strategies for informing, educating, and involving patients. BMJ. 2007;335:24-7.

102 Koh TH, Casey A, Harrison H. Use of an outcome by gestation table for extremely premature babies: a cross-sectional survey of the views of parents, neonatal nurses and perinatologists. J Perinatol. 2000;20:504-8.

103 Koh TH, Harrison H, Morley C. Gestation versus outcome table for parents of extremely premature infants. J Perinatol. 1999;19:452-3.

104 Gooding JS, Cooper LG, Blaine AI, Franck LS, Howse JL, Berns SD. Family support and family-centered care in the neonatal intensive care unit: origins, advances, impact. Semin Perinatol. 2011;35:20-8.

105 Verveur D, Frey S, Poschl J. Development promoting, family centered, individual care of newborn infants. Kinderkrankenschwester. 2010;29:7-11.

106 Milgrom J, Newnham C, Anderson PJ et al. Early sensitivity training for parents of preterm infants: impact on the developing brain. Pediatr Res. 2010;67:330-5.
107 Allen MC, Cristofalo EA, Kim C. Outcomes of preterm infants: morbidity replaces mortality. Clin Perinatol. 2011;38:441-54.
108 Baumgardt M, Bucher HU, Arlettaz Mieth R, Fauchere JC. Health-related quality of life of former very preterm infants in adulthood. Acta Paediatr. 2012;101:e59-e63.
109 Brom Vieira ME, Martins Linhares MB. Developmental outcomes and quality of life in children born preterm at preschool- and school-age. J Pediatr. 2011;87:281-91.
110 Hack M, Forrest CB, Schluchter M et al. Health status of extremely low-birth-weight children at 8 years of age: child and parent perspective. Arch Pediatr Adolesc Med. 2011;165:922-7.
111 Ketharanathan N, Lee W, de Mol AC. Health-related quality of life, emotional and behavioral problems in mild to moderate prematures at (pre-)school age. Early Hum Dev. 2011;87:705-9.
112 Wolke D. Psychological development of extremely preterm (< 26 weeks) and not so preterm (27-35 weeks) children - The big picture. Early Hum Dev. 2006;82:612-3.
113 Cooper LG, Gooding JS, Gallagher J, Sternesky L, Ledsky R, Berns SD. Impact of a family-centered care initiative on NICU care, staff and families. J Perinatol. 2007;27:S32-S37.
114 Harris DD, Shepley MM, White RD, Kolberg KJS, Harrell JW. The impact of single family room design on patients and caregivers: executive summary. J Perinatol. 2006;26:S38-S48.
115 White RD. From bedlam to bedroom: almost there? J Perinatol. 2010;30:303-4.
116 Moore KAC, Coker K, DuBuisson AB, Swett B, Edwards WH. Implementing potentially better practices for improving family-centered care in neonatal intensive care units: Successes and challenges. Pediatrics. 2003;111:450-60.
117 Kuhlthau KA, Bloom S, Van Cleave J et al. Evidence for family-centered care for children with special health care needs: a systematic review. Academic Pediatrics. 2011;11:136-43.
118 Als H, Gilkerson L, Duffy FH et al. A three-center, randomized, controlled trial of individualized developmental care for very low birth weight preterm infants: Medical, neurodevelopmental, parenting, and caregiving effects. J Dev Behav Pediatr. 2003;24:399-408.
119 Auslander GK, Netzer D, Arad I. Parents' satisfaction with care in the neonatal intensive care unit: The role of sociocultural factors. Children's Health Care. 2003;32:17-36.
120 Fowlie PW, McHaffie H. ABC of preterm birth - Supporting parents in the neonatal unit. BMJ. 2004;329:1336-8.
121 Hickson GB, Clayton EW, Miller CS, Pichert JW, Entman SS. Satisfaction with obstetric care: Relation to neonatal intensive care. Obstet Gynecol. 1998;91:288-92.
122 Ortenstrand A, Westrup B, Brostrom EB et al. The Stockholm Neonatal Family Centered Care Study: Effects on length of stay and infant morbidity. Pediatrics. 2010;125:E278-E285.
123 Lester BM, Miller RJ, Hawes K et al. Infant neurobehavioral development. Semin Perinatol. 2011;35:8-19.
124 Jotzo M. "Whose baby syndrome" and build the parent-child relationship. Klinische Pädiatrie. 2010;222:S16.
125 Cleveland LM. Parenting in the neonatal intensive care unit. J Obstet Gynecol Neonatal Nurs. 2008;37:666-91.
126 Fabris C, Coscia A, Bertino E et al. Counselling in neonatal intensive care unit (NICU). Early Hum Dev. 2009;85(Suppl):S47-S48.
127 Kohlhauser C, Fuiko R, Brandstetter S et al. The influence of pre-, peri- and neonatal risk factors on the neurodevelopmental outcome of very low birth weight infants (VLBWI) at one year of age. Geburtshilfe Frauenheilkd. 2001;61:692-9.
128 Newnham CA, Milgrom J, Skouteris H. Effectiveness of a modified mother-infant transaction program on outcomes for preterm infants from 3 to 24 months of age. Infant Behav Dev. 2009;32:17-26.
129 Westrup B. Newborn Individualized Developmental Care and Assessment Program (NIDCAP) - Family-centered developmentally supportive care. Early Hum Dev. 2007;83:443-9.
130 De Rouck S, Leys M. Information needs of parents of children admitted to a neonatal intensive care unit: A review of the literature (1990-2008). Patient Educ Couns. 2009;76:159-73.
131 Panagl A, Kohlhauser C, Pollak A. [Integra-

ted psychological parental assistance in the neonatal intensive care unit: concepts and first experiences]. Z Geburtshilfe Neonatol. 2005;209:14-21.
132 Parker L. Mothers' experience of receiving counselling/psychotherapy on a neonatal intensive care unit (NICU). J Neonatal Nurs. 2011;17:182-9.
133 Vonderlin E, Noecker-Ribaupierre M, Wilken M. Supportive interventions in newborn. German newborn intensive care units. Monatsschr Kinderheilkd. 2010;158:42-7.
134 Latour JM, Hazelzet JA, Duivenvoorden HJ, van Goudoever JB. Perceptions of parents, nurses, and physicians on neonatal intensive care practices. J Pediatr. 2010;157:215-20.
135 Lois C. Preterm birth: Implications for family stress and coping. Newborn Infant Nurs Rev. 2007;7:14-9.
136 Obeidat HM, Bond EA, Callister LC. The parental experience of having an infant in the newborn intensive care unit. J Perinat Educ. 2009;18:23-9.
137 Davis L, Edwards H, Mohay H, Wollin J. The impact of very premature birth on the psychological health of mothers. Early Hum Dev. 2003;73:61-70.
138 Jotzo M, Schmitz B. Parents of preterms throughout the first month after birth: A process study of the time course of stress, coping and affect. Psychologie in Erziehung und Unterricht. 2001;48:81-97.
139 Jotzo M, Poets CF. Helping parents cope with the trauma of premature birth: An evaluation of a trauma-preventive psychological intervention. Pediatrics. 2005;115:915-9.
140 Jotzo M, Poets CF. When life begins with suffering. Quality of life in neonatology. Monatsschr Kinderheilkd. 2006;154:630-8.
141 Bang AT, Baitule SB, Reddy HM, Deshmukh MD, Bang RA. Low birth weight and preterm neonates: Can they be managed at home by mother and a trained village health worker? J Perinatol. 2005;25(Suppl 1):S72-S81.
142 Kohlhauser C, Fuiko R, Panagl A et al. Outcome of very-low-birth-weight infants at 1 and 2 years of age - The importance of early identification of neurodevelopmental deficits. Clin Pediatr. 2000;39:441-9.
143 Dawkins R. Das egoistische Gen. 7. Aufl. Reinbek bei Hamburg: Rowohlt; 2005.
144 Papousek H, Papousek M. Intuitive parenting. In: Bornstein MH, ed. Handbook of parenting. Vol. II Ecology and biology of parenting. Mawhaw NJ: Erlbaum Associates; 1995: 117-36.
145 Forcada-Guex M, Borghini A, Pierrehumbert B, Ansermet F, Muller Nix C. Prematurity, maternal posttraumatic stress and consequences on the mother-infant relationship. Early Hum Dev. 2011;87:21-6.
146 Michael F. Psychosocial effects of intensive care on infants and families after discharge. Semin Neonatol. 2003;8:185-93.
147 Rauh H. Vorgeburtliche Entwicklung und frühe Kindheit. In: Oerter R, Montada L, Hrsg. Entwicklungspsychologie. 5. Aufl. Weinheim: Beltz; 2002: 131-208.
148 Als H, Duffy FH, McAnulty GB et al. Early experience alters brain function and structure. Pediatrics. 2004;113:846-57.
149 Als H, Lester BM, Tronick E, Brazelton TB. Manual for the assessment of preterm infants' behavior (APIB). In: Fitzgerald HE, Lester BM, Yogman MW, eds. Theory and Research in Behavioral Pediatrics. 1 ed. New York: Plenum Press; 1982: 65-132.
150 Als H. A synactive model of neonatal behavioral organization framework for the assessment of neurobehavioral development in the premature infant and for support of infants and parents in the neonatal intensive care environment. Phys Occup Ther Pediatr. 1986;3-54.
151 Maturana HR, Varela FJ. Der Baum der Erkenntnis: Die biologischen Wurzeln des menschlichen Erkennens. München: Goldmann; 1990.
152 Wolke D. Prenatal and early biological risk, genes and human development. Int J Psychol. 2008;43:717.
153 Sickendiek U, Engel F, Nestmann F. Beratung: Eine Einführung in sozialpädagogische und psychosoziale Beratungsansätze. Weinheim, München: Juventa; 2008.
154 Grawe K. Psychologische Therapie. Göttingen (u. a.): Hogrefe; 2000.
155 Seideman RY, Watson MA, Corff KE, Odle P, Haase J, Bowerman JL. Parent stress and coping in NICU and PICU. J Pediatr Nurs. 1997;12:169-77.
156 Lazarus RS, Lazarus RS. Stress and Emotion: A New Synthesis. London, New York: Springer Publishing Company; 2006.
157 Nottage SL. Parents' use of nonmedical support services in the neonatal intensi-

ve care unit. Issues Compr Pediatr Nurs. 2005;28:257-73.

158 Steinhardt A, Zoellner A, Reichert J, Ruediger M. Increasing the availability of psychosocial care of the parents of premature or newborn children during the hospitalization. Klin Pädiatr. 2010;222:S115.

159 Pierrehumbert B, Nicole A, Muller-Nix C, Forcada-Guex M, Ansermet F. Parental post-traumatic reactions after premature birth: implications for sleeping and eating problems in the infant. Arch Dis Child. 2003;88:F400-F404.

160 Nearing GB, Salas AA, Granado-Villar D, Chandler BD, Soliz A. Psychosocial parental support programs and short-term clinical outcomes in extremely low-birth-weight infants. J Matern Fetal Neonatal Med. 2012;25:89-93.

161 Nilsen WJ, Affronti ML, Coombes ML. Veteran parents in child protective services: Theory and implementation. Fam Relat. 2009;58:520-35.

162 Dale J. Peer support telephone calls for improving health. Cochrane Database Syst Rev. 2008;(4):CD006903.

163 Preyde M, Ardal F. Effectiveness of a parent "buddy" program for mothers of very preterm infants in a neonatal intensive care unit. Can Med Assoc J. 2003;168:969-73.

164 Merewood A, Chamberlain LB, Cook JT, Philipp BL, Malone K, Bauchner H. The effect of peer counselors on breastfeeding rates in the neonatal intensive care unit - Results of a randomized controlled trial. Arch Pediatr Adolesc Med. 2006;160:681-5.

165 Guise JM. Peer counselors may improve breastfeeding in the NICU. J Pediatr. 2007;150:318.

166 Hurst I. One size does not fit all - Parents' evaluations of a support program in a newborn intensive care nursery. J Perinat Neonatal Nurs. 2006;20:252-61.

167 Maguire CM, Bruil J, Wit JM, Walther FJ. Reading preterm infants' behavioral cues: An intervention study with parents of premature infants born < 32 weeks. Early Hum Dev. 2007;83:419-24.

168 Melnyk BM, Feinstein NF, Alpert-Gillis L et al. Reducing premature infants' length of stay and improving parents' mental health outcomes with the creating opportunities for parent empowerment (COPE) neonatal intensive care unit program: A randomized, controlled trial. Pediatrics. 2006;118:E1414-E1427.

169 Bandura A. Self-efficacy: The exercise of control. 11th ed. New York: Freeman; 2010.

170 Sommerfeld M, Freymann A, Fischer F, Reichert J, Ruediger M. Parent education program in neonatology. Klin Pädiatr. 2010;222:S115-S116.

171 Ahn YM, Kim NH. Parental perception of neonates, parental stress and education for NICU parents. Asian Nurs Res. 2007;1:199-210.

172 Kaaresen PI, Ronning JA, Ulvund SE, Dahl LB. A randomized, controlled trial of the effectiveness of an early-intervention program in reducing parenting stress after preterm birth. Pediatrics. 2006;118:E9-E19.

173 Nordhov SM. Early intervention improves cognitive outcomes for preterm infants: randomized controlled trial. Pediatrics. 2010;126:E1088-E1094.

174 Rauh VA, Nurcombe B, Achenbach T, Howell C. The Mother-Infant Transaction Program - the content and implications of an intervention for the mothers of low-birth-weight infants. Clin Perinatol. 1990;17:31-45.

175 Achenbach TM, Howell CT, Aoki MF, Rauh VA. 9-year outcome of the Vermont Intervention Program for Low-Birth-Weight Infants. Pediatrics. 1993;91:45-55.

176 Sneath N. Discharge teaching in the NICU: are parents prepared? An integrative review of parents' perceptions. Neonatal Network. 2009;28:237-46.

177 Smith VC, Young S, Pursley DM, McCormick MC, Zupancic JAF. Are families prepared for discharge from the NICU? J Perinatol. 2009;29:623-9.

178 Schlittenhart JM, Smart D, Miller K, Severtson B. Preparing parents for NICU discharge. Nursing for Women's Health. 2011;15:484-94.

179 Donohue PK, Hussey-Gardner B, Sulpar LJ, Fox R, Aucott SW. Parents' perception of the back-transport of very-low-birth-weight infants to community hospitals. J Perinatol. 2009;29:575-81.

180 Evans R, Madsen B. Culture Clash: Transitioning from the Neonatal Intensive Care Unit to the Pediatric Intensive Care Unit. Newborn Infant Nurs Rev. 2005;5:188-93.

181 Saenz PS, Cerda M, Diaz JL et al. Psychological stress of parents of preterm infants

enrolled in an early discharge programme from the neonatal intensive care unit: a prospective randomised trial. Arch Dis Child Fetal Neonatal Ed. 2009;94:F98-F104.
182 Podeswik A, Porz F, Groeger K, Thyen U. Ambulatory aftercare of children and adolescents with severe and chronic conditions. A new benefit of the German health insurances. Monatsschr Kinderheilkd. 2009;157:129-35.
183 Porz F. Prospektive randomisierte Implementierung des Modellprojekts Augsburg (PRIMA-Studie) - Zusammenfassung. Augsburg: beta-Institut; 2008.
184 Pfaff A, Wiedemann T, Mamberer F. Sozialwissenschaftliche und gesundheitsökonomische Evaluation der Nachsorgeleistungen des "Vereins zur Familiennachsorge Bunter Kreis e. V.". Augsburg: beta-Institut; 2003.
185 Brett J, Staniszewska S, Newburn M, Jones N, Taylor L. A systematic mapping review of effective interventions for communicating with, supporting and providing information to parents of preterm infants. BMJ. 2011;1:e000023.
186 Hays M-A, Millet C. Supporting parents and newborns hospitalized in a NICU: Interest of group setting. Arch Pediatr. 2009;16:1090-6.
187 Discenza D. Support groups: an NICU nurse's best friend. Neonatal Network. 2010;29:203-4.
188 Arnon S, Shapsa A, Forman L et al. Live music is beneficial to preterm infants in the neonatal intensive care unit environment. Birth-Issues in Perinatal Care. 2006;33:131-6.
189 Johnston CC, Filion F, Campbell-Yeo M et al. Enhanced kangaroo mother care for heel lance in preterm neonates: a crossover trial. J Perinatol. 2009;29:51-6.
190 Cignacco E, Hamers JPH, Stoffel L et al. The efficacy of non-pharmacological interventions in the management of procedural pain in preterm and term neonates. A systematic literature review. Eur J Pain. 2007;11:139-52.
191 Anderson JW, Johnstone BM, Remley DT. Breast-feeding and cognitive development: a meta-analysis. Am J Clin Nutr. 1999;70:525-35.
192 Feldman R, Eidelman AI. Direct and indirect effects of breast milk on the neurobehavioral and cognitive development of premature infants. Dev Psychobiol. 2003;43:109-19.
193 Winberg J. Mother and newborn baby: Mutual regulation of physiology and behavior - A selective review. Dev Psychobiol. 2005;47:217-29.
194 Tallandini MA, Scalembra C. Kangaroo mother care and mother-premature infant dyadic interaction. Infant Ment Health J. 2006;27:251-75.
195 Gray J, Pompilio-Weitzner G, Jones PC, Wang Q, Coriat M, Safran C. Baby CareLink: Development and implementation of a WWW-based system for neonatal home telemedicine. J Am Med Inform Assoc. 1998;351-5.
196 Gray JE, Safran C, Davis RB et al. Baby CareLink: Using the Internet and telemedicine to improve care for high-risk infants. Pediatrics. 2000;106:1318-24.
197 Safran C, Pompilio-Weitzner G, Emery KD, Hampers L. A Medicaid eHealth program: an analysis of benefits to users and nonusers. AMIA Annual Symposium proceedings. 2005;659-63.
198 Spanjers R, Feuth S. Telebaby videostreaming of newborns over Internet. Stud Health Technol Inform. 2002;90:195-200.
199 Reichert J, Wauer R. "Sternchenstunde" für die Eltern frühgeborener Kinder. Berlin Medical. 2007;4:20-2.
200 Reichert J, Wauer R, Weber D. Monitoring des Besuchsverhaltens von Eltern frühgeborener Kinder. Z Geburtshilfe Neonatol. 2008;212:64.
201 Rotter JB. The development and applications of social learning theory: Selected papers. New York: Praeger; 1982.
202 Rotter JB. Generalized Expectancies for Internal Versus External Control of Reinforcement. Psychological Monographs. 1966;80:1-28.
203 Reichert J, Wauer R, Brix G. "Sternchenstunde": Zur Entwicklung von Kontroll- und Kompetenzüberzeugungen bei Eltern frühgeborener und kranker neugeborener Kinder. Z Geburtshilfe Neonatol. 2007;211:78-9.
204 Sokolova N. Zur Abhängigkeit elterlicher Kontakte zum Kind von sozialen Merkmalen der Eltern und Reifemerkmalen des Kindes (unveröff. Diplomarbeit). Berlin: Humboldt-Universität; 2006.

Sachverzeichnis